别让小·症状 拖垮身体

四十年老中医居家解决方案

尹国有◎编著

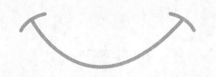

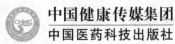

中国健康传媒集团
中国医药科技出版社

内 容 提 要

　　本书以中医养生治病理论为依据，以作者的临证经验为基础，教给读者一些简单易行、实用性强的中医调养身体的方法，采用通俗易懂的语言，从身体处于亚健康常见的一些小症状谈起，详细阐述了包括中药、按摩、艾灸、贴敷以及饮食调养、起居调摄、运动锻炼等在内，调养身体，摆脱身体亚健康状态，促使身体健康强壮的养生祛病方法，适宜关注自身和家人健康的读者阅读参考。

图书在版编目（CIP）数据

　　别让小症状拖垮身体：四十年老中医居家解决方案 /
尹国有编著 . -- 北京：中国医药科技出版社，2024.
12. -- ISBN 978-7-5214-4971-6

　　Ⅰ . R212

　　中国国家版本馆 CIP 数据核字第 2024TQ3Y26 号

美术编辑　　陈君杞
版式设计　　也　在

出版　**中国健康传媒集团** | 中国医药科技出版社
地址　北京市海淀区文慧园北路甲 22 号
邮编　100082
电话　发行：010-62227427　　邮购：010-62236938
网址　www.cmstp.com
规格　710 × 1000mm $^1/_{16}$
印张　16 $^1/_2$
字数　288 千字
版次　2024 年 12 月第 1 版
印次　2024 年 12 月第 1 次印刷
印刷　河北环京美印刷有限公司
经销　全国各地新华书店
书号　ISBN 978-7-5214-4971-6
定价　**49.00 元**

获取新书信息、投稿、为图书纠错，请扫码联系我们。

谈到健康，许多人都会理解为"不得病"，认为"无病即健康"，其实，健康不仅仅是没有疾病或不虚弱，而是在身体健康、心理健康、社会适应良好和道德健康四个方面皆健全。亚健康是介于健康与疾病之间的状态，又称为"次健康""中间状态"，这种状态具有既可回归健康，又可发展为疾病的双向性转化特点，如果这种状态不能得到及时纠正，很容易引发疾病，因此采取积极的调养方法干预亚健康具有重要的现实意义。

您是否总感觉身体沉重、浑身不爽，经常口舌生疮、大便秘结，但各种检查都正常？您是不是时常头胀头痛，可血压、血脂都正常，头颅及颈椎 CT 等检查也都没有发现异常……其实，这些情况从中医的角度来说是身体虚了、有寒了、上火了……是阴阳失调、脏腑功能紊乱的表现。也就是人们常说的处于"亚健康"状态了。

亚健康状态会使人的身体出现一些症状，影响着人们的健康和生活质量。要预防和摆脱这些小症状，必须养成良好的生活习惯，采取切实可行的措施对身体进行调养。只有这样，才能身体健康少生病，才能益寿延年。中医有丰富多样的治疗、调养疾病的手段，采用中医方法调养身体，以其独特的方式、显著的疗效，深受人们的青睐。本书以中医养生治病理论为依据，以作者的临证经验为基础，教给读者一些简单易行、实用性强的中医调养身体的方法。采用通俗易懂的语言，从身体处于亚健康状态常见的心情不好没胃口、身体困乏没精神、畏寒怕冷手脚凉等诸多身体小症状谈起，详细阐述了包括中药、按摩、艾灸、贴敷以及饮食调养、起居调摄、运动锻炼等在内，调养身体，摆脱身体亚健康状态，促使身体健康强壮的养生祛病方法。这些方法一看就懂，一学就会，照此去做，不会占用过多的时间，只要每天挤出三五分钟去锻炼，或者按一按、贴一贴、灸一灸等，就能改善体质，甩掉身体各种小症状，适宜关注自身和家人健康的人们阅读参考。

需要说明的是，由于引发身体小症状的原因是复杂多样、千变万化的，加之存在个体差异，在应用本书介绍的药物或方法进行自我调养时，一定要先咨询一下医生，在医生的指导下应用，切不可自作主张、生搬硬套地"对号入座"，以免引发不良事件。

在本书的编写过程中，参考了许多公开发表的著作，陈玲曾、尹淑颖、李洪斌参加了有关资料的收集整理，河南中医药大学李广教授、孟毅教授、李合国教授对书稿的编写和修改提出了宝贵意见，在此向有关资料的作者、收集整理资料及对书稿的编写和修改提出意见的人员表示衷心感谢。由于水平有限，书中不当之处在所难免，欢迎广大读者批评指正。

编者

2024 年 6 月

目 录

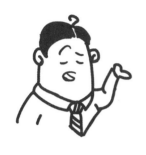

◎ 心情不好没胃口，调养当服逍遥散　　/ 1

◎ 身体困乏没精神，健脾益气功效神　　/ 9

◎ 畏寒怕冷手脚凉，温阳祛寒最恰当　　/ 19

◎ 脾虚痰湿人发胖，从脾入手治肥胖　　/ 30

◎ 心烦易怒肝火盛，清肝怒火去无踪　　/ 40

◎ 皮肤干燥肺阴虚，滋阴润肺功效奇　　/ 49

◎ 胃中有热常口臭，当服清热和胃汤　　/ 58

◎ 肠胃不适怕吃凉，重视调养与预防　　/ 68

◎ 口舌生疮心火旺，清心降火不能忘　　/ 78

◎ 眼睛干涩肝血虚，首选加味补肝汤　　/ 87

◎ 自汗怕风很常见，补肺固卫是关键　　/ 97

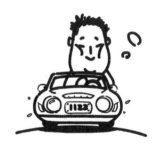

◎ 手足心热常见到，滋阴补肾很重要　　/ 108

◎ 咽喉干痛真不少，滋阴润肺效果好　　/ 120

◎ 肠胃积热发便秘，泄热导滞效神奇　　/ 132

◎ 肝火旺盛头胀痛，调养重在降肝火　　/ 143

◎ 脾虚湿盛睡不够，健脾利湿有成就　　/ 152

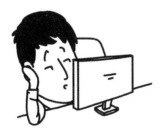

◎ 指甲干脆不可怕，多种方法调养它 / 162

◎ 阴虚火旺常盗汗，滋阴清热很灵验 / 172

◎ 脾虚湿困口发甜，健脾化湿就能痊 / 184

◎ 心肾不交常失眠，调理选用交泰丸 / 193

◎ 耳鸣多因肾阴虚，常服六味地黄丸 / 207

◎ 肾虚引发腰酸痛，从肾调出好腰板 / 217

◎ 中老年人常健忘，补肾健脑是正道 / 229

◎ 脾肾阳虚五更泻，用药当选四神丸 / 238

◎ 阳虚有寒小便多，温阳补肾不会错 / 248

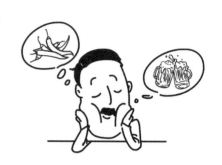

心情不好没胃口，调养当服逍遥散

主要表现

心情不好引起的没胃口，主要表现为心情不好，闷闷不乐，唉声叹气，吃饭时没有胃口，食欲不振、不思饮食、腹胀等。

选方用药

加味逍遥散（柴胡、青皮各 9 克，当归 10 克，白芍、茯苓、焦建曲、焦山楂、焦麦芽各 12 克，白术 15 克，薄荷、炙甘草各 6 克）。每日 1 剂，以生姜 3 片为引，水煎取汁，分早、晚 2 次服。

调养妙招

消除烦恼忧愁，服用中成药逍遥丸，散步，赏花，饮用药茶等。

42 岁的徐先生近两个月来心情一直不好，整天闷闷不乐，唉声叹气，吃饭一点胃口也没有，即使是吃到了嘴里，也是很长时间咽不下去，他的爱人变着花样儿给他做好吃的，但他总是不想吃，人也明显消瘦了，他的家人找到我让给他调理。经仔细询问，原来前段时间他所在的工厂减员，而他就在减员之列。他认为是车间主任跟自己过不去，特别生气，与车间主任吵了一架，再加上离职后没了收入来源，自然压力很大，情绪抑郁、心情不好在所难免，吃饭时也就没胃口，饭也吃得少了。

从中医学的角度来讲，心情不好与食欲不振是有密切关系的。

中医学认为，肝主疏泄，有调畅情志和促进脾胃运化的功能。脾气以升为健，胃气以降为和，脾胃的运化功能正常与否的一个重要环节是脾的升清与胃的降浊之间是否协调平衡，而肝的疏泄功能又和脾胃的升降密切相关。肝的疏泄功能是脾胃正常升降的一个重要条件，如果肝的疏泄功能异常，肝气郁结，不仅容易心情不好，闷闷不乐，唉声叹气，甚至抑郁，肝木克及脾土，肝气犯胃，还不可避免地影响脾的升清和胃的降浊功能，吃进去的食物就不能得以顺利消化，食欲不振、不思饮食、腹胀、吃饭时没胃口等诸多肝胃不和的症状也就出现了。

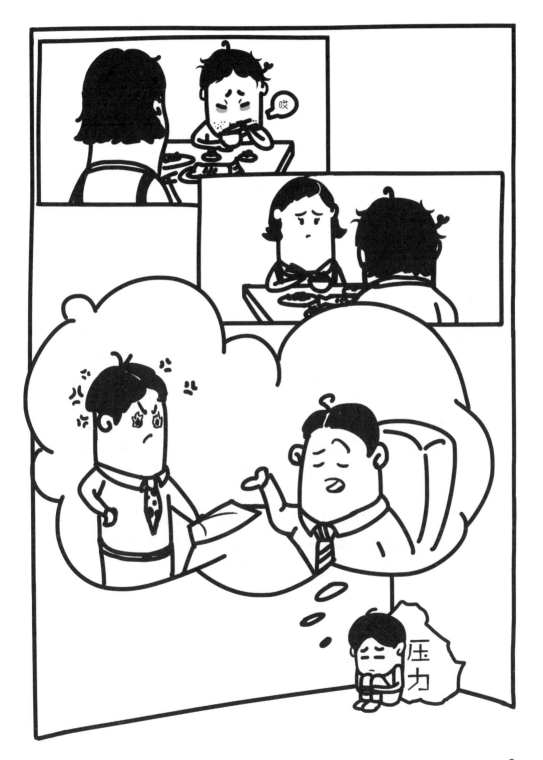

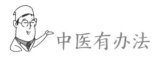 中医有办法

心情不好没有胃口时，首先要疏肝理气，同时还要注意调和脾胃。采取切实可行的措施，消除不良的情绪，疏肝和胃，使肝气得疏，气机调畅，脾胃功能协调。人的心情好，胃口也就好了，吃饭自然就香。

基于以上考虑，我建议徐先生首先从思想上解决问题，解除思想顾虑，消除烦恼忧愁，保持健康的心态和良好的情绪，在此基础上给他开了中药汤剂加味逍遥散，让他每日1剂，以生姜3片为引，水煎取汁，分早、晚2次服。这样没过几日，徐先生的精神变好，人有活力，吃饭也香了。

逍遥散

【组成】柴胡、当归、白芍、白术、茯苓各30克，炙甘草15克。

【方解】方中柴胡疏肝解郁，当归、白芍养血柔肝，尤其当归之芳香可以行气，味甘可以缓急，更是肝郁血虚之要药，上述三药配合，补肝体而助肝用，共为主药。配伍入脾之茯苓、白术为辅，健脾祛湿和胃，以达补中理脾和胃之用，使运化有权，气血有源。加入少许薄荷、生姜共为佐药，温胃和中，助柴胡以散肝郁。炙甘草为使者，益气补中，缓肝之急，助健脾并调和诸药。如此配伍，使肝郁得解，血虚得养，脾虚得补，胃气得和，气血兼顾，肝脾并治，脾胃共调，立法全面，用药周到，故为疏肝和胃、调和肝脾之常用方剂。

逍遥散出自《太平惠民和剂局方》，是疏肝和胃、调和肝脾的著名方剂，临床中，我把逍遥散由散剂改为汤剂，每每加入具有疏肝理气、消积化滞作用的青皮，具有消食和胃功能的焦建曲，具有消食化积、行气散瘀作用的焦山楂，具有消食健胃作用的焦麦芽，组成加味逍遥散。

加味逍遥散

【组成】柴胡、青皮各9克，当归10克，白芍、茯苓、焦建曲、焦山楂、焦麦芽各12克，白术15克，薄荷、炙甘草各6克，生姜3片。

【功效主治】疏肝理气、健脾和胃，促进消化，增进食欲。用于调治由于焦虑、生气等引发的心情不好，食欲减退，常常立竿见影，两三剂就能使人食欲顿开。

调养小妙招

除了服用中药汤剂，注意自我心理调适，消除烦恼忧愁也很重要。当然，也可选用中成药逍遥丸进行调理。此外，日常生活中还有很多简单易行的能够疏肝和胃、使人保持良好情绪、增进食欲的好办法，比如散步、赏花、服用药茶等。

1 自我心理调适，消除烦恼忧愁

中医学认为，"百病皆生于气""心病还需心药医"，心情不好没胃口时，应重视进行自我心理调适，消除烦恼和忧愁，做到心情舒畅。

生活中，人们处在各自不同的环境中，难免会遇到不如意的事。面对种种烦恼之事，应正确对待，平衡心态，冷静思考，理智处事，不应为了某件事一时未能解决而耿耿于怀，日夜烦恼。要学会自我控制，做情绪的主人，凡事不能斤斤计较，要宽厚为怀，以乐观的心情去观察事物。要培养多方面的兴趣，积极参加力所能及的社会公益活动及适合自己的文化娱乐活动。良好的兴趣和爱好可以开阔胸怀，陶冶情操，缓解身心劳累紧张，对于调节情绪和保持心理平衡大有裨益，可以帮助人们保持心情舒畅。

2 服用中成药逍遥丸

心情不好没胃口在日常生活中十分常见，服用中药汤剂多有不便，对于不愿意服用中药汤剂或服用不便者，我通常都是让他们服用中成药逍遥丸，其由著名中药方剂逍遥散经现代制药技术加工生产而成，效果也很好。

逍遥丸

【功效】疏肝健脾、养血调经。

【主治】由于肝气不舒引起的心情不好、胸胁胀痛、头晕目眩、食欲减退、月经不调等。

【用法】每次 8 丸（相当于原药材 3 克），每日 3 次，温开水送服。

小贴士

　　我时常遇到这样的男性患者，让他服逍遥丸，他一看药品说明书上该药具有疏肝健脾、养血调经的功能，就认为是治妇女病的，因而不愿意服用，有的甚至认为我开的药不对。其实，逍遥丸并不是治疗妇女病所专用，逍遥丸的主要功能是疏肝健脾和胃，不论男女患者，出现心情不好没胃口时，都可服用。

3 散步

　　俗话说："饭后百步走，能活九十九。""饭后三百步，不用上药铺。"唐代著名医家孙思邈也曾精辟地指出"食毕当行步，令人能饮食，灭百病"。散步是养生保健的重要手段，可以畅达气机，疏通经络气血，益脾和胃，宁心安神，并且简单易行，不受环境、条件限制。

　　散步前，身体应自然放松，可以适当活动肢体，调匀呼吸，然后再从容迈步。散步时，背要直，肩要平，精神饱满，抬头挺胸，目视前方，步履轻松，犹如闲庭信步，随着步子的节奏，两臂自然而有规律地摆动。散步节奏宜缓不宜急，要根据个人的体力等情况决定速度的快慢和时间的长短。通常每次散步20~30分钟，每日散步1~2次。散步的场地一般应选择在公园之中、林荫道上，或乡间小路等空气清新之处，不要到车多、人多，或阴冷、偏僻之地。同时，散步时衣服要宽松舒适，鞋要轻便，以运动鞋为宜，不宜穿高跟鞋、皮鞋等。

4 赏花

　　赏花可以调节人的情绪，解除紧张、疲劳、郁闷，给人带来心情的喜悦和情绪的升华，有利于自主神经功能的改善，是保持良好情绪的好办法。不同种类的花卉、植物可发出不同的香气，花卉的芳香令人头脑清醒，心情舒畅，情绪放松。

　　心情不好没胃口时，到花圃里去转一转，有助于自我心理调节，可以在不知不觉中克服急躁情绪，保持良好的情绪，消除心烦气躁，缓解头晕头痛等自觉症状，增进食欲。值得注意的是，并不是每个人都适宜赏花，凡对花粉过敏者、伴有皮肤病等不宜接触花草者，均不宜赏花。

5 饮用药茶

茶不仅可单独冲泡饮用，也可与中药配合组成"药茶"冲泡或煎煮饮用，是人们日常生活中不可缺少的饮品。对心情不好没胃口者来说，饮用具有疏肝和胃功能的玫瑰山楂茶、佛手橘皮茶等药茶，也是自我调养的好办法。

玫瑰山楂茶

【组成】玫瑰花 6 克，山楂 15 克。

【制法】将山楂洗净、切碎，与玫瑰花一同放入茶杯中，加适量沸水冲泡，加盖焖 15 分钟。

【用法】代茶饮用，每日 1 剂。

【功效】疏肝理气，消食和胃。

老中医说 玫瑰花为蔷薇科灌木植物玫瑰的花蕾，其味甘、微苦，具有疏肝理气解郁、活血止痛之功效。《食物本草》中谓玫瑰花"主利肺脾，益肝胆，食之芳香甘美，令人神爽"。玫瑰花善于舒发肝胆肺脾的郁气，有镇静、安抚、抗抑郁的作用，能给人带来好心情。心情不好的时候，冲上一杯芳香四溢的玫瑰花茶，能让心情"雨过天晴"。

山楂是蔷薇科植物山楂或野山楂的果实，具有消食积、和胃气、散瘀血、化痰浊、降血脂之功效，属药食兼用之品。当您消化不良时，选用山楂煎汤饮用或食几片山楂片，可以消除腹胀、嗳气、吞酸等症状，使胃口顿开，同时常食山楂对调治冠心病、高血压、高脂血症等也大有益处。

佛手橘皮茶

【组成】佛手 10 克，橘皮 10 克。

【制法】将佛手、橘皮分别洗净、切碎，一同放入茶杯中，加适量沸水冲泡，加盖焖 15 分钟。

【用法】代茶饮用，每日 1 剂。

【功效】疏肝理气，健脾和胃。

老中医说 佛手为芸香科常绿小乔或灌木植物佛手的果实，其外形犹如佛祖之手，由此而得名。佛手不仅外形独特，而且香味浓郁，色泽金黄，加之佛与福音近，因此也成了福气物和观赏佳品。当然，佛手的作用还不仅限于此，

7

它还是一味良药。中医认为，佛手具有疏肝理气和中、燥湿化痰之功效，可用于调治肝郁胸胁胀痛、肝胃气痛，脾胃气滞之胃脘腹部胀痛、呕吐恶心、纳差食少，以及久咳痰多、胸闷胁痛等。当您由于生气恼怒出现心情不好，胸胁及上腹部疼痛不适，饮食减少无味时，都可用佛手煎汤饮用，常能收到立竿见影的效果。

橘皮为芸香科常绿小乔木植物橘及其栽培变种植物成熟的果实皮，因其以陈久者为佳，故又称陈皮。中医认为，橘皮味辛、苦，性温，味辛能散，苦能泄，温能通，善于理气健脾，燥湿化痰，为脾肺二经气分药，既能用于脾胃气滞之脘腹胀满、不思饮食、恶心呕吐，又能用于痰湿壅肺之咳嗽痰多、胸闷气喘等。当您食欲不佳时，适当吃一点橘子，或用橘皮煎汤代茶饮用，可起到改善口味、增进食欲的效果；当您出现咳嗽痰多时，也可用橘皮煎汤或与其他中药配合进行调治。针对治疗感冒大量输液伤及脾胃、致使气机不畅，咳嗽、腹胀、食少者，我常用橘皮12克、炒麦芽15克组成橘麦汤，每日1剂，水煎服，其效果亦佳。

小贴士

药茶是调养心情不好没胃口的好办法，饮用药茶应注意适时适量，毫无节制地乱饮药茶，不但难以获得应有的调养效果，过多饮用还容易引发上腹部胀满不适、恶心呕吐等。同时，药茶冲泡或煎煮后应尽量当日饮用完，不要放置时间太长，以避免被细菌污染变质，更不能服隔夜茶。

身体困乏没精神，健脾益气功效神

主要表现

脾气虚弱引起的身体困乏没精神，主要表现为身体困乏无力，提不起劲，腰酸腿软，四肢懒抬，饮食减少，没有精神，不愿活动等。

选方用药

健脾强身汤（黄芪 24 克，党参、茯苓、白术、白扁豆各 15 克，牛膝、麦芽、陈皮各 12 克，白豆蔻、砂仁、半夏各 9 克，木香、甘草各 6 克）。每日 1 剂，大枣 5 枚为引，水煎取汁，分早、晚 2 次服。

调养妙招

服用中成药健脾丸、四君子丸，按摩或艾灸足三里穴，练习保健体操，选用食疗方，练习八段锦等。

刘先生今年 42 岁，是某路桥公司的工程师，前段时间适逢大桥和高速公路两个工程项目进入施工的攻坚阶段，他不仅精神紧张，操心劳累，睡不好觉，而且常常不能按时吃饭，进而整天没有精神，身体困乏无力，提不起劲，四肢懒抬，头脑昏昏沉沉的。刘先生在某医院进行了全面体检，结果也没有发现异常，想服用中药调理一下。我让他注意休息，保持良好的心态，调整好生活起居，在此基础上从健脾益气入手，开了健脾强身汤，叮嘱他每日 1 剂，以大枣 5 枚为引，水煎取汁，分早、晚 2 次服。如此守方加减调理了近 3 个月，大桥完工了，高速公路的施工已进入收尾阶段，刘先生的精神头足了，身体轻松有力了，饮食、睡眠也恢复正常了。

　　门诊中，像刘先生这样的患者实在太多了。除少数是疾病引起的外，绝大多数经多方检查都没有发现异常。其实，这种情况与操心劳累、精神压力大等因素有关，西医学的说法是身体处于亚健康状态了，从中医学的角度来讲是脾气虚弱造成的。

　　《素问·太阴阳明论》载曰："四肢皆禀气于胃，而不得至经，必因于脾乃得禀也，今脾病不能为胃行其津液，四肢不得禀水谷气，气日以衰，脉道不利，筋骨肌肉皆无气以生，故不用焉。"中医学认为，脾主运化、升清，主肌肉、四肢，具有把水谷化为精微并输送到全身各处以营养机体的功能。如果由于生活没规律、操心劳累、精神紧张等，使脾气虚弱，脾虚失于健运，清阳不

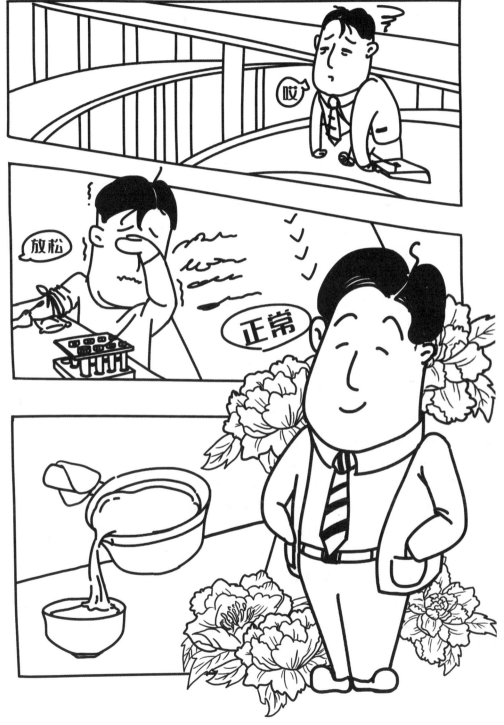

升，布散无力，不能把水谷精微等营养物质输送到全身各处，五脏六腑、四肢百骸失去正常的营养滋润，则不可避免地出现身体困乏无力，提不起劲，腰酸腿软，四肢懒抬，没有精神，不愿活动等。

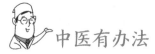 ## 中医有办法

身体困乏没精神，健脾益气功效神。治疗调养脾气虚弱引起的身体困乏没精神，应从健脾益气上下功夫，以恢复脾的运化功能，使水谷精微输布正常，五脏六腑、四肢百骸的营养供给得以改善，力气由此而生，人的精神也会变得充沛，身体困乏无力、提不起劲、腰酸腿软、四肢懒抬等诸多不适也会有所缓解。

对脾气虚弱引起的身体困乏没精神者来说，首先必须注意休息，保持良好的心态，调整好生活起居，在此基础上可选用健脾强身汤，或者服用中成药健脾丸、四君子丸进行调理，当然也可采取按摩或艾灸足三里穴、练习保健体操、选用食疗方，以及练习八段锦等方法进行自我调养。

健脾强身汤

【组成】黄芪 24 克，党参、茯苓、白术、白扁豆各 15 克，牛膝、麦芽、陈皮各 12 克，白豆蔻、砂仁、半夏各 9 克，木香、甘草各 6 克。

【制法】以大枣 5 枚为引，水煎取汁。

【用法】每日 1 剂，分早、晚 2 次服。

【功效】调补后天，益气强身，健脾化湿，醒脾开胃。

【方解】方中党参、茯苓、白术、半夏、陈皮、甘草、木香、砂仁、大枣取香砂六君子汤之意，以益气健脾，化湿和中；重用黄芪以增强健脾补气之功效，更加白豆蔻、白扁豆、麦芽健脾化湿，醒脾开胃，行气和中，调补后天，用牛膝强壮筋骨，甘草兼能调和诸药。

老中医说 引起身体困乏没精神的原因是复杂多样的，除身体虚弱、操心劳累、休息不好等形成的亚健康状态外，许多疾病，比如慢性肝炎、肺结核、肿瘤等，都也以身体困乏没精神为主要表现。

小贴士

引起身体困乏没精神的原因复杂多样，身困乏力，提不起劲，腰酸腿软，四肢懒抬，没有精神，不愿活动者，应及时到医院就诊检查，以排除器质性病变，切不可轻易认为是操心劳累引起的，盲目下脾气虚弱的结论，以免耽误病情。

👍 调养小妙招

1 服用中成药健脾丸、四君子丸

健脾丸、四君子丸都是临床常用的非处方中成药，具有较好的健脾益气功效，对脾气虚弱引起的身体困乏没精神者来说，如果不愿意服用中药汤剂或服用中药汤剂不方便的话，服用中成药健脾丸、四君子丸也是不错的自我调养方法。

健脾丸

【组成】党参、白术、陈皮、枳实、山楂、麦芽。

【功效主治】健脾益气开胃。用于治疗脾胃虚弱，脘腹胀满，食少便溏，身困乏力。

【用法用量】每次8丸（每8丸相当于原生药3克），每日3次，温开水送服。

【注意事项】孕妇慎用；阴虚内热及湿热未去者不宜用；饮食宜清淡，忌酒及辛辣、生冷、油腻食物；高血压、心脏病、肝病、糖尿病、肾病等慢性病严重者应在医生指导下服用。

四君子丸

【组成】党参、白术、茯苓、甘草。

【功效主治】健脾益气和胃。用于脾胃气虚，胃纳不佳，食少便溏，身困乏力。

【用法用量】每次8丸（每8丸相当于原生药3克），每日3次，温开水送服。

【注意事项】忌食不易消化食物；感冒发热者不宜服用；高血压、心脏病、肝病、糖尿病、肾病等慢性病严重者应在医生指导下服用。

2 按摩或艾灸足三里穴

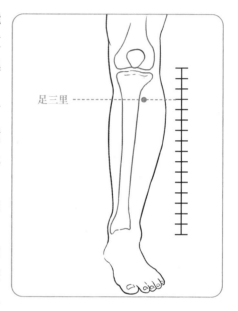

足三里穴具有很好的强壮作用，能调补"后天之本"脾胃。坚持按摩或艾灸足三里穴也是自我调养脾气虚弱引起的身体困乏没精神行之有效的方法。

足三里穴位于小腿前外侧犊鼻下3寸，胫骨与腓骨之间，胫骨前嵴外1横指处。足三里穴乃保健要穴，被誉为"长寿穴"。足三里穴为足阳明胃经的合穴，所谓"合穴"就是全身经脉流注会合的穴位，同时足三里穴还是五腧穴之一，是掌管全身的"四总穴"。我国民间有"拍打足三里，胜吃老母鸡"之说，坚持按摩或艾灸足三里穴，可理脾胃、调气血、助消化、补虚弱、强肾气，具有温中散寒、健运脾阳、补肾益精、益气养气、补血养血、扶正培元、防病健身、抗衰延年等多种作用。

足三里穴的保健强身作用显著，体质虚弱者、亚健康人群，以及患有各种慢性疾病者，均可通过按摩或艾灸足三里穴进行调养。对脾气虚弱引起的身体困乏无力，提不起劲，腰酸腿软，四肢懒抬者来说，用按摩或艾灸的方法自我调养，建议首选足三里穴。

按摩、艾灸足三里穴的方法较为简单。按摩时，每天用大拇指或中指按压足三里穴2次，每次按压5~10分钟，每分钟按压15~20下，两侧穴位可同时按压，每次按压要使足三里穴局部有针刺一样的酸胀、发热的感觉。还有一种最简便的方法，就是拍打足三里穴，以刺激该穴位，一般每次拍打3~5分钟，每日拍打2次。艾灸足三里穴时，取一根艾条，将一端点燃，对准足三里穴，在距皮肤2~3厘米处进行回旋移动熏灸，以施灸部位皮肤有温热舒适的感觉为度。通常每次熏灸10~15分钟，每日熏灸1次。

3 练习保健体操

下面几个动作非常适合在办公室做，久坐办公室及脾气虚弱引起的身体困乏没精神者，不妨每天练习 1~2 次。

颈背运动 端坐或站立，身体自然放松，头慢慢向下，使下颌尽量靠近胸部，从而使背部肌肉被拉伸，然后缓缓仰头至最大限度，使颈椎肌肉得到放松。重复上述动作 5 次。接着头部缓缓转向左侧最大限度，停留 5 秒钟，再缓缓转向右侧最大限度，停留 5 秒钟，反复进行 5 次。注意避免转头速度过快。

手部运动 屈伸双手前臂，反复 5 次，然后分别按顺时针、逆时针方向旋转手腕各 5 次。接着反复舒展、抓握 5 个手指，反复做 10~15 次。再将双手向两侧伸展，屈起前臂，双手握拳，拳眼对着肩膀部位，上臂用力，围绕肩关节旋转，反复进行 20 次。

腹部运动 站立位，双脚自然分开，距离与肩同宽，腰背挺直，收缩腹肌，向前弯腰至最大限度，停留 3~5 秒，放松腹部肌肉，缓慢恢复站立姿势。如此反复做 5~10 次。注意弯腰时吸气，恢复站立姿势时呼气。

腿脚运动 坐在椅子上，背部靠在椅子背上，慢慢伸直左腿，当感觉腿部肌肉紧绷时，坚持 5 秒钟，然后放松，换右腿做，左右腿交替做 15~20 次。然后双腿并拢，膝关节弯曲，自然坐好，脚掌放在地面上，之后尽量抬起脚后跟，就像跳芭蕾舞一样，使脚尖着地，坚持 5 秒钟，再放下脚后跟，反复进行 15~20 次。

4 选用食疗方

脾气虚弱引起的身体困乏没精神，若用饮食调养，可适当多吃具有健脾益气、醒脾开胃作用的食物，如山药、白扁豆、小米、莲子等，以调补后天之本脾胃，忌食性质寒凉及滋腻容易伤及脾胃的食物，如苦瓜、黄瓜、柿子、鸭肉等，同时也可选用栗子粥、八宝鸡汤、当归羊肉羹、八宝鹌鹑蛋粥、白术山药猪腱汤等食疗方。

栗子粥

【组成】栗子 4 枚，大米 60 克，山药 30 克，生姜 3 克，大枣 5 枚。

【制法】将栗子去皮，洗净、切成小粒状；大枣去核洗净；山药去皮，洗净切片；生姜洗净切成细粒。之后把栗子、大枣、山药片、生姜粒与淘洗干净的大米一同放入锅中，加入清水适量，大火煮沸后，改用小火煮粥即可。

【用法】每日 2 次，分早、晚佐餐温热服食。

【功效】健脾益气补虚。

八宝鸡汤

【组成】党参、茯苓、白术、白芍、葱白各 10 克，炙甘草 6 克，熟地黄、当归各 15 克，川芎、生姜各 6 克，肥母鸡肉 1000 克，猪肉、杂骨各 200 克，食盐适量。

【制法】将党参、茯苓、白术、白芍、炙甘草、川芎、熟地黄、当归用纱布袋装好扎口。把猪肉、鸡肉和药袋、杂骨一同放入锅中，加入清水适量，大火煮沸后，捞去浮沫，加入生姜、葱白，改用小火炖至鸡肉、猪肉熟烂，将锅中药袋、生姜捞出，再捞鸡肉、猪肉，切成小块，按量装碗中，再渗入药汤，加食盐少许拌匀即成。

【用法】每日 1 次，食肉饮汤。

【功效】健脾益气养血。

当归羊肉羹

【组成】当归、黄芪、党参各 25 克，羊肉 500 克，生姜片、葱段、食盐、料酒各适量。

【制法】将羊肉洗净，切成小块，当归、黄芪、党参装入纱布袋中，之后把羊肉块和纱布袋一同放入砂锅中，加入清水适量，大火煮沸后，放入生姜片、葱段、食盐和料酒，改用小火煨至羊肉熟烂即成。

【用法】每日 1~2 次，佐餐食用。

【功效】健脾益胃，补气养血。

八宝鹌鹑蛋粥

【组成】枸杞子、薏苡仁、扁豆、莲子、山药、桂圆肉、百合各 10 克，大枣 6 枚，鹌鹑蛋 3 个，大米 100 克，白糖适量。

【制法】将枸杞子、薏苡仁、扁豆、莲子、山药、桂圆肉、百合、大枣分别淘洗干净，一同放锅中，加入清水适量，先用小火煎煮 30 分钟，再放入淘洗干净的大米，继续煮至大米熟烂粥成，调入鹌鹑蛋液，再稍煮片刻即可。

【用法】每日 2 次，分早、晚食用。

【功效】健脾益气，补养气血。

白术山药猪腱汤

【组成】白术 30 克，新鲜荷叶 3 张，山药 50 克，猪腱肉 300 克，橘子皮 1 片，食盐各适量。

【制法】将白术、山药洗净切片，泡透，选荷叶的中心部分洗净，猪腱肉洗净切成小块，橘子皮洗净，一同放入瓦煲中，加入适量清水，大火煮沸后，改用小火煲 3 小时左右，用食盐调味即成。

【用法】每日 1 次，佐餐食用。

【功效】健脾益气，祛湿醒脾，补养气血。

5 练习八段锦

八段锦是我国民间广为流传的保健操，有两手托天理三焦、左右开弓似射雕、调理脾胃单举手、五劳七伤往后瞧、摇头摆尾去心火、背后七颠百病消、攒拳怒目增气力、两手攀足固肾腰 8 段动作。

八段锦术式简单，运动量适中，不受环境场地的限制，随时可以练习，经常练习能活动关节、发达肌肉、增长气力、强壮筋骨、帮助消化、调整脏腑功能，改善血液循环，消除中枢神经系统疲劳，改善人的精神面貌，是人们强身健体和慢性病调养康复行之有效的方法，很适合身体虚弱、精神不振、身体疲乏者自我调养练习，也是脾气虚弱引起的身体困乏没精神者自我调养的有效方法。

八段锦共 8 段动作，练习时注意姿势要正确、松静自然、刚柔相济、圆浑适度、意气合一、动静相兼、平衡舒畅，以及粗中有细、练养结合、形神合一。八段锦的练习者众多，不论是大中城市，还是县城乡镇，都有人在教，有人在练习，所以具体内容这里不再介绍，如果您想练习的话，可以与其他人一起，在教练的带领下进行，只要持之以恒地练习，一定会逐渐调养好您的精、气、神，使您身体轻松有力，身体健康、百病全消。

小贴士

　　练习八段锦时，可以全套动作都练习，也可以选取其中的一段或者数段动作进行练习，对脾气虚弱引起的身体困乏没有精神者来说，尤其应重视后天之本脾胃和先天之本肾的调养，可以着重练习调理脾胃单举手和两手攀足固肾腰这两段。

畏寒怕冷手脚凉，温阳祛寒最恰当

主要表现

身体虚寒引起的畏寒怕冷，主要表现为畏寒怕冷，平时总比别人穿的厚，手脚冰凉，腰膝冷痛酸软，同时伴有没有精神，没有气力，面色苍白无华等。

选方用药

加味桂附地黄汤（熟地黄、山药、茯苓各12克，山茱萸、泽泻、丹皮各10克，仙茅、肉桂、菟丝子各9克，干姜、炮附子、甘草各6克）。每日1剂，水煎取汁，分早、晚2次温服。

调养妙招

服用自制的加味桂附地黄丸及中成药桂附地黄丸，按摩、艾灸命门穴，艾灸神阙、关元穴，服食羊肉以及以羊肉为主要原料制成的食疗方，注意冬令进补等。

小陶今年 26 岁，出生时早产，身体素质较差，平时就比其他人怕冷。去年秋天女性流行穿短裙，她为了赶时髦，也和其他人一样穿起了短裙。可惜到了腊月，她畏寒怕冷的感觉较往年明显加重了，虽然穿的衣服很厚，还是整天手脚冰凉，走到室外好像冷风刺入骨头里似的，整天两手戴着棉手套，两脚穿着厚棉鞋，腹部还贴着"暖宝宝"，晚上睡到被窝里总是蜷缩到一起，到半夜被窝还暖不热，同时还伴有腰腿酸沉冷痛，大便稀溏。这样下去总不是办法啊，在同事的推荐下她找到我，想让我给她调理一下。小陶的这种情况是由于出生时早产，先天不足，本身就肾阳虚弱，身体虚寒，加之平时不注意调养，入秋以后穿衣单薄，导致外界的寒气侵入人体，使肾阳更虚，火力不足，身体虚寒，温煦功能减退造成的。基于上面的考虑，我给她开了加味桂附地黄汤，让她每日 1 剂，水煎服，同时配合适当多吃一些生姜、羊肉之类祛寒补虚的食物。就这样连服中药半个月后，她腰腿酸沉冷痛的毛病没有了，大小便正常了，畏寒怕冷的感觉也基本消失了。

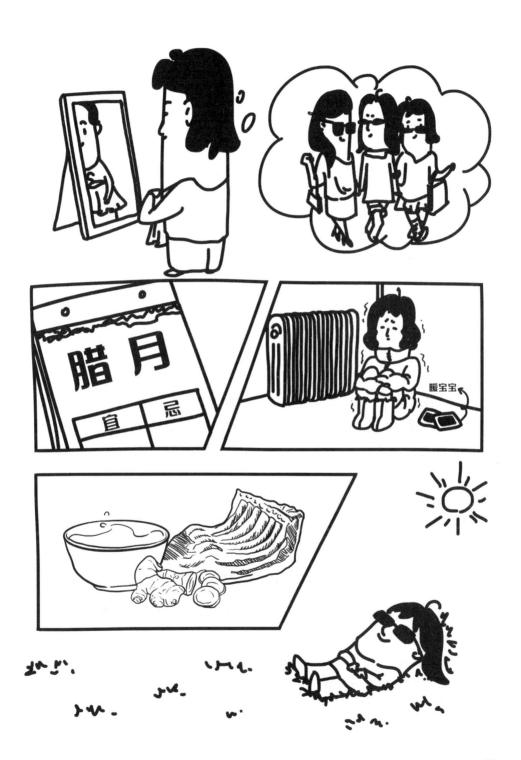

21

中医将人的体质分为气虚体质、阳虚体质、血虚体质等多种体质类型。在我们中间有这样一些人，平时比别人更怕冷、穿得厚，尤其是冬天，虽然穿的衣服比别人厚，但还是感到冷，手脚整天冰凉，睡到被窝里蜷缩到一起，直到半夜被窝还没有暖热，这些人便是阳虚体质，也就是我们平常所说的身体虚寒。

身体虚寒从根本上来讲属于阳虚，阳虚的本质是肾阳虚。肾阳为一身阳气之本，"五脏之阳气，非此不能发"，肾阳能推动和激发脏腑经络的各种机能，温煦全身脏腑形体官窍，进而促进精血津液的化生和运行输布，加速机体的新陈代谢，并激发精血津液化生为气或能量，即促进"有形化无形"的气化过程。肾阳充盛，脏腑形体官窍得以温煦，其功能活动得以促进和推动，各种生理活动得以正常发挥，同时机体代谢旺盛，产热增加，精神振奋。若肾阳虚衰，温煦、推动等功能减退，则脏腑功能减退，机体的新陈代谢减缓，产热不足，精神不振，就会出现畏寒怕冷等诸多虚寒性的表现。

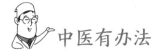 中医有办法

畏寒怕冷手脚凉，温阳祛寒最恰当。对于身体虚寒引起的畏寒怕冷、手脚冰凉，治疗调养应从温阳祛寒上下功夫，通过温补肾阳，肾阳充盛了，火力足了，阴寒自然就逐渐消退了，畏寒怕冷、手脚冰凉等诸多不适自然而然也就消失了。

调理身体虚寒引起的畏寒怕冷，我常用加味桂附地黄汤，效果不错。加味桂附地黄汤是在桂附地黄汤（即金匮肾气丸方）的基础上加菟丝子、仙茅、干姜、甘草而来的。

加味桂附地黄汤

【组成】熟地黄、山药、茯苓各 12 克，山茱萸、泽泻、丹皮各 10 克，仙茅、肉桂、菟丝子各 9 克，干姜、炮附子、甘草各 6 克。

【用法】每日 1 剂，水煎取汁，分早、晚 2 次温服。

【功效】补肾助阳，祛寒通脉。

【方解】方中熟地黄、山茱萸、丹皮、泽泻、茯苓、山药取六味地黄汤之意以滋补肾阴，肉桂、附子温补肾阳，两相配合，则能补水中之火，温肾中之

阳气；用菟丝子补肾温阳，仙茅温肾壮阳、强筋骨、祛寒湿，干姜温中祛寒、回阳通脉，甘草调和诸药。

👍 调养小妙招

对身体虚寒引起的畏寒怕冷者来说，除应用加味桂附地黄汤，服用自制的加味桂附地黄丸、中成药桂附地黄丸治疗外，按摩、艾灸命门穴，艾灸神阙、关元穴，服食羊肉以及以羊肉为主要原料制成的食疗方，注意冬令进补等，也都是不错的自我调养方法。

1 服用自制的加味桂附地黄丸及中成药桂附地黄丸

身体虚寒的调理是一个缓慢的过程，经过服用加味桂附地黄汤治疗，畏寒怕冷的感觉明显减轻后，可以将加味桂附地黄汤变换剂型，制成蜜丸，继续服用一段时间，以巩固疗效。

加味桂附地黄丸的制作方法很简单，把加味桂附地黄汤中所用药物按相同的比例增加用量，经粉碎加工后，炼蜜为丸即成。对于不愿服用中药汤剂或煎煮中药不方便的身体虚寒的朋友，我也常直接让他们服用自制的加味桂附地黄丸（每次 9 克，每日 2 次，用温开水送服），缓图以功。

如果您觉得配制中药丸剂太麻烦的话，也可选用中成药桂附地黄丸进行治疗调养。桂附地黄丸也称金匮肾气丸，其方剂来源于《金匮要略》，是温补肾阳、治疗身体虚寒的代表方剂，中成药桂附地黄丸就是以此方为基础经现代制药技术加工而成的。

桂附地黄丸

【组成】附子、肉桂、熟地黄、山药、山茱萸、泽泻、茯苓、丹皮。

【用法】每次 8 丸，每日 3 次，温开水送服。

【功效】温补肾阳，补虚祛寒。

【适应证】肾阳不足，身体虚寒，腰痛膝软，畏寒肢冷，消渴水肿，肾虚咳喘，小便频数，大便溏泻等。

现代药理研究证实，桂附地黄丸具有增强免疫功能、抗衰老、预防白内障、降低血糖等多种作用。

2 按摩、艾灸命门穴

对身体虚寒引起的畏寒怕冷者来说，坚持每天按摩两次命门穴，或每日艾灸 1 次命门穴，同样可以达到补肾温阳祛寒，祛除畏寒怕冷、手脚冰凉、腰腿酸沉冷痛等诸多不适的效果。

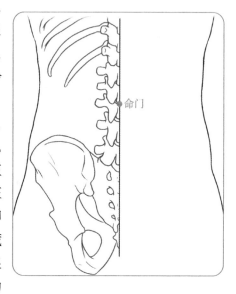

命门穴属督脉，位于后背两肾之间，第 2 腰椎棘突下，与肚脐相平对的区域。取穴时采取俯卧的姿势，取腰部当后正中线上，第 2 腰椎棘突下凹陷处，指压此处有强烈的压痛感。所谓"命门"，即人体生命之门的意思，是先天之气蕴藏所在，是人体生化的来源，是生命的根本，对男子所藏生殖之精和女子胞宫的生殖功能有重要影响，对各脏腑的生理活动起着温煦、激发和推动作用，对食物的消化、吸收与运输以及水液的代谢等都具有促进作用。命门穴虽然不是肾经上的穴位，但同样是人体补肾壮阳、补虚祛寒、保健强壮和长寿的要穴，也是调养畏寒怕冷、手脚冰凉、腰腿酸沉冷痛的首选穴位。

经常按摩或艾灸命门穴，具有强肾固本、温肾壮阳、强腰膝、固肾气、祛虚寒、延缓人体衰老等多种作用，能治疗调养肾阳不足、身体虚寒引起的精神疲倦，身困乏力，畏寒怕冷，手脚冰凉，腰腿酸沉冷痛，小便清长频多，腿部浮肿，男子阳痿、早泄，女子不孕，性欲减退，五更泄泻等。

按摩命门穴时，既可用掌擦命门穴的方法，也可用压揉命门穴以及中指指尖按压与空拳横擦相结合的方法。按摩命门穴通常每日按摩 2 次，分早、晚进行。掌擦命门穴时，用掌根反复搓擦命门穴，以感觉发热发烫为度，然后将两掌搓热捂住两肾，用意念守住命门穴约 10 分钟即可。压揉命门穴时，左手或右手握拳，将食指掌指关节突起部（拳尖）放在命门穴上，先顺时针方向压揉 9 次，再逆时针方向压揉 9 次，如此重复操作 36 次。中指指尖按压与空拳横擦相结合时，用中指指尖按于命门穴（拇指附于同侧肋骨下缘），由轻而重地揉按，每手 40~60 次，再握空拳横擦，每手 40~50 次。艾灸命门穴时，用艾条对准命门穴，采用艾条温和灸的方法进行艾灸，通常每次熏灸 10~15 分钟，至皮肤稍见红晕为度，一般每日艾灸 1 次。

3 艾灸神阙、关元穴

艾灸神阙和关元穴，能将艾绒温经通络散寒、防病保健的作用与刺激神阙、关元穴的作用相结合，就像点燃了身体内的小火炉，能温阳驱寒，调理脏腑功能，也是自我调养身体虚寒所致畏寒怕冷的好办法。

神阙穴即"肚脐眼"，它与人体十二经脉相连、五脏六腑相通，是心肾交通的"门户"，艾灸神阙穴能激发经络之气，疏通气血，调理脏腑，改善内脏及组织的生理功能，提高免疫力，强身健体，同时微热的气流从脐部扩散到整个腹部，

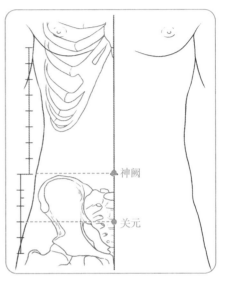

能温暖身体，驱除体内的寒邪，促进胃肠蠕动，增强血液循环。经常艾灸神阙穴不仅是强身健体、提高免疫力的好方法，能使气血充盈，颜容光彩，诸疾不生，延年益寿，同时对肾阳虚衰，身体虚寒，失眠多梦，畏寒怕冷，寒性胃痛、腹泻等多种慢性病也都有较好的调养作用。

艾灸神阙穴，既可隔盐、隔姜灸，也可用艾条温和灸。采用隔盐、隔姜灸时，取少量的食盐放在肚脐内，上面放一块如 1 元硬币大小、厚 3~5 毫米、中间用细针穿有数孔的生姜片，姜片上再放上如半截枣核大小的艾炷（取纯净的艾绒放在平板上，用手指搓捏成圆锥状，大小如半截枣核），点燃施灸，当您感觉很烫的时候，把姜片拿下来，绕肚脐上下左右移动，每天晚上睡觉之前艾灸，每日或隔日艾灸 1 次。采取艾条温和灸时，取艾条 1 根，将点燃的一端对准神阙穴，在距皮肤 3~5 厘米处来回进行熏烤，以使局部有温热感而无灼痛为宜，通常每次艾灸 3~5 分钟，每日或隔日艾灸 1 次。

关元穴属任脉，在脐下 3 寸处，是小肠的募穴，为男子藏精、女子蓄血之处，是足太阴脾经、足厥阴肝经、足少阴肾经与任脉的交会穴，具有补肾壮阳、温通经络、理气活血、补虚益损、壮一身之元气等作用，可用于调治肾

虚畏寒怕冷，遗尿、遗精，小便频数，月经不调，带下，不孕，虚劳等。关元穴为保健养生之要穴，它能修补人体的元气和肾气，每天坚持艾灸关元穴，能温阳补肾，祛除虚寒，增强体质，对身体虚寒引起的畏寒怕冷有很好的调理效果。

艾灸关元穴通常采取艾条温和灸的方法。操作时，取艾条1只，将点燃的一端对准关元穴，在距皮肤3~5厘米处来回进行熏烤，以使局部有温热感而无灼痛为宜，通常每次艾灸3~5分钟，每日或隔日艾灸1次。

需要说明的是，同时艾灸神厥穴和关元穴，其温阳驱寒的效果明显优于单纯艾灸其中的一个穴位，调养身体虚寒引起的畏寒怕冷，通常是将艾灸神厥穴与艾灸关元穴配合应用。

4 服食羊肉以及以羊肉为主要原料制成的食疗方

如果用饮食调养身体虚寒，可服食羊肉以及以羊肉为主要原料制成的食疗方，其中首选当归生姜羊肉汤。

当归生姜羊肉汤

【组成】当归9克，生姜15克，羊肉100克。

【制法】将羊肉洗净，切成小块状，与淘洗干净的当归、洗净切成片状的生姜一同放入锅中，加入清水适量，大火煮沸后，改用小火慢煮至羊肉熟烂即成。

【用法】食肉饮汤，每日或隔日1剂。为了使味道更鲜美一些，还可加入适量的食盐、酱油、十三香等调味料调味。

【功效】温中暖肾，补虚生血，祛寒止痛。

【方解】当归养血和血，羊肉温中暖肾、补气养血，生姜温中祛寒。全方共奏温中暖肾、益气养血、祛寒止痛之功。

【适应证】气虚血少，血虚有寒，肾阳不足，面色苍白，精神不振，畏寒怕冷，少腹疼痛，喜温喜按，四肢欠温，神疲乏力，产后腹痛、痛经、闭经等。

小贴士

当归生姜羊肉汤出自《金匮要略》，具有很好的温中暖肾、补养气血功效，对身体虚寒引起的畏寒怕冷者，尤其是体质天生就偏寒的女性朋友来说，是一道不可多得的滋补药膳，深受女性朋友推崇。

在当归生姜羊肉汤中，羊肉是主要食材，中医认为其味甘，性温，为温热补虚食物，具有益气补虚、温中暖下等功效。适宜于调养虚劳羸瘦、腰膝酸软、产后虚冷、腹痛、寒疝、中虚反胃等。需要提醒的是，身体虚寒所致的畏寒怕冷每于冬天加重，选用当归生姜羊肉汤调养通常宜在冬季进行。

现代营养分析表明，羊肉含有蛋白质、脂肪、钙、铁、磷、维生素 B_1、维生素 B_2 等多种营养成分，具有较高的营养价值。羊肉中含有美容必需的维生素 B_1、维生素 B_2，能温补气血，驻颜，悦白皮肤，乌发固本，调节皮肤的生理功能，延缓皮肤老化过程，如果再配点当归，美容的功能就会更强。如果配合蜂蜜、胡萝卜、螺旋藻，则可显著提升皮肤光泽。可见羊肉不但是营养丰富的滋补佳品，更是一道不可多得的养颜美食。

羊肉的食用方法有很多，蒸、煮、炒、涮等无一不可，其中羊肉汤、涮羊肉都是我国著名的美食。除当归生姜羊肉汤外，以羊肉为主要食材制作而成的食疗方还有很多，较常见的有美容鸡蛋羊肉面、羊肉山药龙眼粥、枸杞当归羊肉汤等。

美容鸡蛋羊肉面

【组成】小麦面粉 120 克，鸡蛋 4 个，羊肉 120 克，青菜及食盐、十三香、酱油等调味料各适量。

【制法】先将羊肉剁成细末，与青菜及食盐、十三香、酱油等调味料一同做成汤羹，取鸡蛋清和小麦面粉做成面条，置面条于沸水中，待面条煮熟后，把面条盛入碗中，加汤羹搅拌均匀即成。

【用法】当主食食用。

【功效】补益脾肾，补养气血，温中祛寒，悦白皮肤，美容养颜等。

【适宜人群】体弱多病者、美容养颜者。

羊肉山药龙眼粥

【组成】鲜山药100克，羊肉50克，龙眼肉12克，大枣10枚，大米100克。

【制法】将鲜山药洗净去皮，切成小碎块，羊肉洗净切碎；把山药、羊肉与淘洗干净的大枣、龙眼肉、大米一同放入锅中，加入清水适量，共煮成粥即可。

【用法】每日1~2次，温热服食。

【功效】温补脾肾，益气养血。

【适宜人群】中老年人脾肾不足，气血虚弱，形体消瘦，以及畏寒怕冷、腰膝酸软、体倦乏力者。

枸杞当归羊肉汤

【组成】枸杞子12克，当归10克，羊肉100克，食盐、十三香各适量。

【制法】将羊肉洗净、切成小块，与淘洗干净的当归、枸杞子一同放入锅中，加入清水适量，大火煮沸后，放入食盐、十三香，改用小火慢煮至羊肉熟烂。

【用法】食肉饮汤，每日1剂。

【功效】补益肝肾，补养气血，提高机体免疫力等。

【适宜人群】肝肾不足、气血亏虚引起的多种虚损病患者，冬令进补者。

5 注意冬令进补

在身体虚寒引起的畏寒怕冷者中，绝大多数是女性。有很多女性的体质天生就偏寒，所以常畏寒怕冷，手脚发凉，再加上为了追求靓丽而穿着露脐装、低腰裤和超短裙，使得身体更加寒凉。"女子以血为本"，经、带、胎、产数伤其血，"血常不足"。对女性来说，不仅要注意穿着不要太露、太透，还应适当穿厚一点，不仅要补肾，而且要养血，通过温阳补肾，益气养血，补虚祛寒，从根本上解决问题。

冬令进补是民间传统的进补习惯，中医学有"冬藏精""秋冬养阴"的理论，认为冬季是进补强身的大好季节，此时进补能使营养物质转化的热量最大限度地储存于体内。而且冬至起九，正是一年中阴气极盛而阳气始生的转折点，此时进补，培育元气，养精蓄锐，有助于体内阳气的生发，为来年开春直至全年的身体健康打下基础。另外，冬季气温较低，人体为了保持正常的体温恒定，就需要消耗体内较多的热能，加上冬季人们的食欲增加，机体对营养物质的消化吸收能力就相应提高。这种"需求矛盾"在身体虚寒尤其是血虚有寒的女性朋友、中老年体质虚弱者以及其他慢性病患者身上表现得更为显著，对"补"的要求更为迫切，因此人们喜欢"冬令进补"。至于如何进补，可根据自己的饮食习惯，在医生的指导下进行。

小贴士

数九寒天，天寒地冻，寒冷容易伤人而引发诸多身体不适，人们都会穿上厚厚的冬装以御寒。对身体虚寒者来说，冬季更是难熬的季节，尤其要注意做好防寒保暖工作。

脾虚痰湿人发胖，从脾入手治肥胖

主要表现

脾虚痰湿引起的肥胖，主要表现为形体肥胖，体重超标，大腹便便，胸腹胀满，疲乏无力，肢体困重，不愿活动，动则气短等。

选方用药

健脾减肥汤（黄芪 18 克，薏苡仁、白术、茯苓、泽泻各 15 克，车前子、防己、陈皮各 12 克，厚朴、半夏各 9 克，桂枝、甘草各 6 克）。每日 1 剂，水煎取汁，分早、晚 2 次服。

调养妙招

控制饮食，选用药膳，加强运动锻炼，按摩中脘、天枢、丰隆穴，矫正不良的生活习惯等。

赵先生，46 岁，喜欢吃肥肉，饮酒较多，加之平时外出开车，活动也较少，近两年来身体明显"发福"了，168 厘米的个头，体重达 110 公斤，整天感到精神疲惫，头晕头沉，肢体困重，不愿活动，为此十分苦恼。他控制过饮食，可吃得太少了饿得心慌、出虚汗，也坚持锻炼过一段时间，还喝过减肥茶，都没有明显的效果。后来找到我，想用中药调理一段时间试一试。我让他保持规律生活起居，管住嘴，迈开腿，在适当控制饮食、加强运动锻炼的基础上，应用中药健脾减肥汤，每日 1 剂，水煎取汁，分早、晚 2 次服。如此坚持 3 个月后，体重下降了 3 公斤，头晕头沉的感觉明显减轻了，人也有精神了，身体也觉得轻松一些了。之后我让他继续控制饮食并坚持锻炼，将健脾减肥汤变换剂型制成散剂，让他每次 10 克，每日 2 次，分早、晚 2 次服，现在坚持已近 1 年，身体状况明显好了，体重控制在 100 公斤。

　　提起肥胖，大家太熟悉了，因为当今在人群中，大腹便便、体型肥胖者不在少数，不仅是中老年人，青年人甚至少年也不乏"将军肚""小胖墩儿"。体重超标、身体偏胖说明身体已经进入了亚健康状态，形体明显肥胖更是一种病态，如果任其进一步发展，很容易引起高血压、冠心病、糖尿病等诸多疾病，严重影响健康。

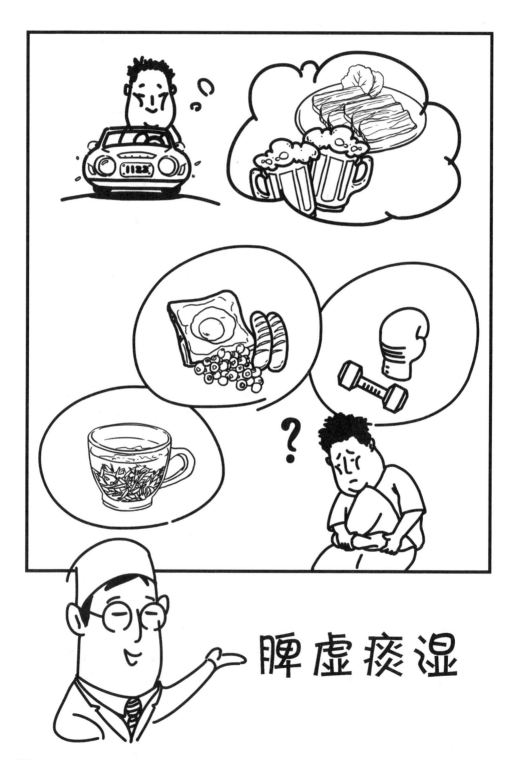

脾虚痰湿

引起肥胖的原因，不仅有遗传因素，还与吃得好、活动少密切相关。从中医学的角度来说，脾虚痰湿过盛也是引起肥胖的重要因素。俗话说"十个胖子九个虚"，这里的"虚"通常指的就是脾虚。脾主运化，能够运化水谷和水液，是消化、吸收和排泄的总调度，可将水谷化为精微物质，并转输至全身各脏腑组织。因为饮食无节制、劳累诸多因素的影响，伤及了脾，致使脾的运化功能减退，以致摄入的水谷精微不能转化成能量而运送到身体需要的地方，过多的能量和代谢产物就会积存在体内，转化为痰湿，人就变得肥胖了。此时由于身体得不到营养的滋润和能量供给，显得疲乏无力，肢体困重，不愿活动，动则气短，体型也在一天天变化，一个典型的表现就是大腹便便。

元代医家朱丹溪曾说过"肥人多湿""肥人多痰"。肥胖不仅与脾虚密切相关，与痰湿也相互关联，而且脾虚与痰湿相互联系、相互影响，脾虚引发痰湿，痰湿困脾使脾更虚。就痰湿的产生而言，不外外因和内因两个方面，外因主要与饮食有关，正如张仲景在《金匮要略》中所说的"内湿，多因久病脾虚或饮食不节，贪食生冷，嗜饮酒类，损伤脾气，以致脾阳不振，运化失司，气化不利"。内因则与脾失健运有关，脾喜燥恶湿，脾虚运化功能失常，滋生水湿，水湿凝聚不化，积聚成痰，存于肌肤，形成肥胖。

由上可以看出，内因与外因相互影响，脾虚运化失常，加之饮食无节制，致使脾虚痰湿过盛，是形成肥胖的重要原因。通常情况下，只要您体型肥胖，体重明显超标，大腹便便，胸腹胀满，疲乏无力，肢体困重，不愿活动，动则气短，就可判断为是脾虚痰湿过盛引起的。

中医有办法

脾虚痰湿的人发胖，从脾入手治肥胖。对脾虚痰湿过盛导致的肥胖，治疗调养的关键在于健脾益气，燥湿化痰，渗湿利水，改变脾虚的状况，从脾入手完全能调治肥胖。当然，控制肥胖的措施应当是综合的，管住嘴、迈开腿也是必不可少的。

我用中药治疗调养脾虚痰湿过盛引起的肥胖，通常是选用健脾减肥汤。

健脾减肥汤

【组成】黄芪 18 克，薏苡仁、白术、茯苓、泽泻各 15 克，车前子、防己、陈皮各 12 克，厚朴、半夏各 9 克，桂枝、甘草各 6 克。

【用法用量】每日 1 剂，水煎取汁，分早、晚 2 次服。

【适宜人群】脾虚痰湿者。

【功效】健脾益气，燥湿化痰，渗湿利水，减肥轻身。

【方解】方中黄芪、白术、防己、甘草，取防己黄芪汤之意，以补气健脾，利水消肿；白术、茯苓、桂枝、甘草，取苓桂术甘汤之意，以健脾渗湿，温化痰饮；半夏、陈皮、茯苓、甘草，取二陈汤之意，以燥湿化痰，理气和中；更加泽泻、车前子渗湿利水，薏苡仁健脾渗湿利水，厚朴行气化湿、消积散结；甘草兼能调和诸药。

小贴士

减肥、控制肥胖的措施应当是综合的，保持规律化的生活起居，管住嘴，迈开腿，减少热量的摄入及增加热量的消耗是必不可少的，过分强调药物治疗的作用是不可取的。

👍 调养小妙招

对肥胖者来说，要想减肥、控制肥胖，必须采取综合性措施，单纯控制饮食或加强锻炼，单打一是不会有好的效果的。治疗调养脾虚痰湿过盛引起的肥胖，除服用健脾减肥汤外，控制饮食，选用药膳，加强运动锻炼，按摩中脘、天枢、丰隆穴，矫正不良的生活习惯等，也都很重要，只有各种治疗调养措施相互配合，发挥综合调理的优势，才能达到减肥、控制肥胖的目的。

1 控制饮食

要预防和控制肥胖，必须从减少热量的摄入及增加热量的消耗两个环节入手，在吃得少、减少热量摄入的同时，加强锻炼，以增强热量的消耗。首先要纠正不良的饮食习惯，控制饮食和调整饮食结构，做到合理饮食，科学进餐。对肥胖者来说，培养良好的饮食习惯至关重要，一日三餐要定时、定量，不能暴饮暴食，一日三餐要做到早晨吃好、中午吃饱、晚上吃少，这样有利于人体的消耗，不至于堆积形成脂肪而肥胖。

要采取低热量饮食，控制高脂肪、高糖饮食，尽可能少吃或不吃煎炸食品，适当多吃维生素含量丰富及纤维素多的新鲜蔬菜及水果，脾虚痰湿过盛之肥胖者还应适当多吃些诸如莲子、薏苡仁、山药、豆类等健脾养胃的食物，生冷的食物则尽量不吃，以保护脾胃的运化功能。应根据自己的身高、年龄、体征、理想体重和体力活动情况，计算出每日需要的热量，并在专科医生的指导下制订容易接受、长期坚持下去的饮食方案，使体重逐渐减轻到适当的水平，并继续维持。

2 选用药膳

药膳是天然中药与食物巧妙结合而配制的食品，它以中医学基本理论为基础，以传统烹调技术为手段，是中医饮食保健的一大特色。药膳减肥、控制肥胖行之有效，人们乐于接受，近年来较为盛行，也积累了大量的经验效方，它主要是利用食物和中药的偏性，辨证调理代谢，达到减肥、控制肥胖的目的。脾虚痰湿过盛引起的肥胖者在控制饮食、减少热量摄入的同时，可选用荷叶粥、薏仁莲子粥、海带薏仁冬瓜汤、薏苡仁山楂红豆粥等药膳健脾养胃，祛湿化痰，进行调养。

荷叶粥

【组成】鲜荷叶 200 克，大米 100 克，白糖适量。

【制法】将大米淘洗干净，放入锅中，加入清水适量，大火煮沸后，改用小火，继续煮至米熟粥将成时，将鲜荷叶洗净覆盖在粥上，焖 15 分钟，揭去荷叶，粥呈淡绿色，再稍煮片刻，加入白糖搅匀，使其完全溶化即可。

【用法】每日 2 次，早、晚餐温热服食。

薏仁莲子粥

【组成】薏苡仁、莲子各 50 克，大米 100 克。

【制法】将薏苡仁、莲子、大米分别淘洗干净，一同放入锅中，加入清水适量，大火煮沸后，改用小火煮至薏苡仁、莲子、大米熟烂粥成即可。

【用法】每日 2 次，早、晚餐温热服食。

海带薏仁冬瓜汤

【组成】海带 30 克，生薏苡仁 15 克，连皮冬瓜 150 克。

【制法】将水发海带洗净切丝，生薏苡仁淘洗干净，冬瓜洗净切成小块状。之后把海带丝、生薏苡仁、冬瓜块一同放入锅中，加入清水适量，共煮成汤。

【用法】每日 1 次，吃海带、冬瓜，并喝汤。

薏苡仁山楂红豆粥

【组成】薏苡仁、干山楂、大米各 30 克，红豆 20 克。

【制法】先将薏苡仁、红豆、干山楂、大米分别淘洗干净，之后一同放入锅中，加入清水适量，大火煮沸后，改用小火，继续煮至薏苡仁、大米、红豆熟烂粥成即可。

【用法】每日 2 次，早、晚餐温热服食。

3 加强运动锻炼

要减肥、控制肥胖，不仅要管住嘴，而且要迈开腿。医生建议肥胖者采取的措施往往首先是加强运动锻炼、控制饮食，而不是吃药，可见加强运动锻炼之重要。肥胖者在控制好每天进食总量的前提下加强运动锻炼，增加热量的消耗，使摄入的热量和消耗的热量趋于负平衡，从而达到减肥、控制肥胖的目的。

运动锻炼不仅是预防肥胖的有效方法，也是肥胖者减肥、控制肥胖的重要手段。运动锻炼的种类和项目很多，肥胖者可根据自己的年龄、体质、环境等的不同，以简单易行为原则，结合个人的爱好，因人而异地选用适当的运动锻炼方法。最好的运动锻炼方式是在日常生活中纳入运动锻炼计划，以满足安全、娱乐、实用的需要。肥胖者宜选择中等强度的运动锻炼方法，如慢跑、游泳、骑自行车、练习健美操、爬楼梯、登山等，通常每日锻炼 1~2 次，每次 30 分钟左右。

需要强调的是，运动锻炼贵在坚持，决不可半途而废，应该每天进行，长期坚持，并达到一定的强度，这样才能有良好的锻炼效果。同时运动锻炼一定要与控制饮食相结合，否则将达不到减轻体重的目的。

加强运动锻炼是重要的，保持规律化的生活起居也是不可缺少的。肥胖者一定要做到生活有规律，每天按时睡觉，按时起床，并制定出作息时间表，养成有节奏、有规律的生活习惯，不要因为工作、社交活动、家庭琐事或娱乐破坏正常的作息时间。工作与休息要交替进行，做到劳逸结合，体力劳动后应注意充分休息，脑力劳动后应注意精神松弛。

4 按摩中脘、天枢、丰隆穴

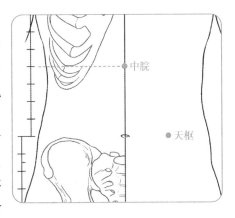

对脾虚痰湿过盛引起的肥胖者来说，也可动动手指头，按摩中脘、天枢、丰隆穴，以健脾益气，燥湿化痰，渗湿利水，改变脾虚的状况，恢复其正常运化功能，从而达到减肥的目的。

中脘穴位于上腹部，在肚脐上4寸处。中脘穴具有强健脾胃、补益中气、和胃气、化湿滞、理中焦、调升降等多种作用，大凡脾胃虚弱、胃胀胃痛、食欲不振、嗳气反酸、腹痛腹泻等，均可通过按摩中脘穴来调养。脾虚痰湿过盛引起的肥胖者通过按摩中脘穴，可改善脾虚痰湿过盛之状况，有利于体内水湿正常排泄，对减肥十分有益。

天枢穴在肚脐旁2寸处，离肚脐眼两个大拇指宽的距离，也就是前正中线和乳头连线的中点上与肚脐平的那一点，在肚脐眼两边各有一个穴。天枢穴属于胃经的要穴，同时也是大肠经的募穴，是阳明经气所发之处。"枢"有"枢纽"之意，《素问·六微旨大论》有"天枢之上，天气主之，天枢之下，地气主之"的记载，意思是说天枢是一个升清降浊的地方，富有营养的精微物质在这里被机体吸收了，糟粕的东西则从此处向大肠排去，可以说它是一个中转站。天枢穴具有健脾和胃、通调肠腑之功效，能治疗调养胃痛、腹泻、便秘、消化不良、恶心呕吐、月经不调等多种病症。天枢穴所在的位置从解剖上来讲刚好对应的是肠道，点按天枢穴还可增加肠道的良性蠕动，对保持大便顺畅很有帮助。另外，天枢穴还有较好的减肥瘦身作用，针灸减肥时天枢穴是必不可少的穴位，每天自我按摩天枢穴，也能达到一定的减肥瘦身效果。

丰隆穴位于小腿的外侧，外踝尖上8寸，条口穴外，距胫骨前缘二横指（中指）处。丰隆穴属于胃经，是胃经上的络穴，又联络脾经，可调理脾胃两大脏腑的功能，有很好的除湿祛痰效果，能健脾化痰、和胃降逆，是健脾除湿化痰的要穴，可用于调理头痛、咳嗽、痰多、胸闷、眩晕、便秘等多种病症。

丰隆，丰者，大也，隆即盛意，从字的表面上看，丰隆应该是使人丰满隆盛的，但其实恰恰相反，这个穴位是减肥消脂的要穴，很适合肥胖者自我调养之用。丰隆穴也称化痰穴，而胖人多痰，脾虚则生痰，肥胖与脾虚痰湿过盛有关，要减肥、控制肥胖，当从健脾祛痰入手，自然选健脾祛痰的要穴丰隆穴。

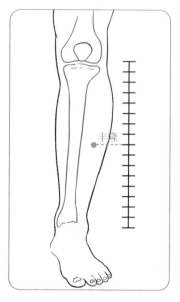

按摩调养脾虚痰湿过盛引起的肥胖，通常将中脘、天枢、丰隆穴 3 个穴位配合应用，这样可调脏腑，化痰浊，去浊脂，从而达到减肥效果。按摩中脘穴时，用左手手掌或右手手掌以中脘穴为中心，顺时针方向对上腹部进行旋摩 100 次，再逆时针方向旋摩 100 次。按摩天枢穴时，以左手和右手中指指腹分别对两侧天枢穴进行按揉，时间 2~3 分钟。按摩丰隆穴时，以左手和右手中指指腹分别对两腿丰隆穴进行按压揉摩，时间 2~3 分钟。上述穴位通常每日按摩 1~2 次，当然也可采取艾条温和灸的方法，每天对中脘、天枢、丰隆穴进行艾灸，每次每个穴位艾灸 15 分钟左右，每日艾灸 1 次，宜长期坚持。如果再配合摩腹法，还可祛除小肚子，让你不再大腹便便。摩腹时应按顺时针方向，顺着肠子运动的方向推，每天坚持摩腹半小时左右，持之以恒地坚持下去，会有很好的效果。

5 矫正不良的生活习惯

在减肥、控制肥胖的过程中，除了控制饮食、加强锻炼等措施外，通过行为疗法矫正不良的生活和饮食习惯十分重要。要知道肥胖的危害，了解减肥的益处，树立战胜肥胖的信心，同时还要知道肥胖的控制将是长期的、艰苦的，半途而废还会恢复体重甚至超过减肥前，必须强化减肥行为，矫正不良的饮食方式，养成良好的生活方式和饮食习惯，并持久地坚持下去，相信有志者事竟成。

小贴士

　　肥胖可引发高脂血症、高血压、糖尿病、冠心病、脑血管病等慢性病，危害是显而易见的，减肥对人体的益处是不言而喻的，不过减肥的过程是艰苦的、长期的甚至是终身的，只有持之以恒地坚持下去，才能取得好的减肥效果，切不可半途而废。

心烦易怒肝火盛，清肝怒火去无踪

主要表现

肝火旺盛引起的心烦易怒，主要表现为心烦，脾气暴躁，容易发怒等。

选方用药

清肝除烦汤（夏枯草、丹皮、栀子、茯苓、神曲、佛手各 12 克，白芍、当归、龙胆草、生地黄各 10 克，远志 9 克，甘草 6 克，莲子心 3 克）。每日 1 剂，水煎取汁，分早、晚 2 次温服。

调养妙招

服用中成药泻肝安神丸，保持健康的心态和稳定的情绪，饮用栀子茶、莲子心茶等药茶，按摩太冲穴和行间穴，选用菊苗粥等食疗方。

我的老同学周某，前段时间因为调动工作的事不顺利，焦虑、着急，心烦急躁，动不动就发火，同时还有口干口苦的感觉，睡眠也明显变差了，我给他开了清泻肝火的中药清肝除烦汤，让他每日 1 剂，水煎取汁，分早、晚 2 次温服。连服 10 天后，心烦急躁、口干口苦消失了，睡眠也恢复正常了。还有朱某，因为购买新房的事与爱人闹别扭，生气郁闷，逐渐出现心情烦躁，时不时发脾气，吃饭也没胃口了，并且还伴有上腹部胀痛不舒服，大便也显得干结难解了，我从清肝泻火入手，让他服用清肝除烦汤，1 周后心情烦躁、上腹部胀痛等诸多不适就完全消失了。

心烦易怒、动不动就发脾气的人，在我们中间实在太常见了。我们不是常听人说："这两天我心烦得不得了！""某某脾气非常暴躁，动不动就发火。""把我气得心烦意乱，坐卧不安。"其实，心烦易怒的发生与肝火旺盛有密切关系。通过观察不难发现，肝火旺盛的人，一般都有心烦失眠、脾气暴躁、容易发怒的表现。

肝火旺盛引起的心烦易怒也是一种亚健康状态，这些人体检时往往各项指标都正常，仔细检查也查不出患有什么病。中医五行理论认为肝属木，能彰显自然界树木的生机和活力，有主升、主动的生理特点。肝主疏泄，是调畅全身气机和情志活动、推动气血运行的一个重要环节。如果肝的疏泄功能异常，肝郁化火，或因暴怒伤肝，肝气暴张，引动肝火，肝之阳气升发太过，肝火扰乱心神，就会出现心神不宁，烦躁不安，容易发怒，头胀头痛等症状。

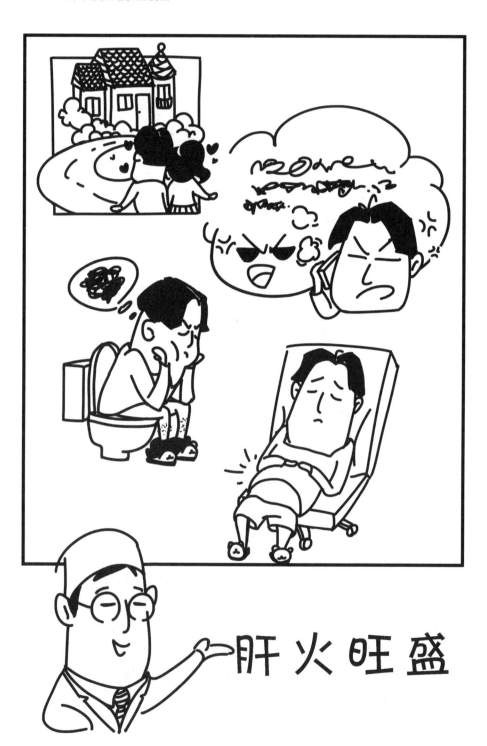

肝火旺盛

中医有办法

心烦易怒肝火盛，清肝怒火去无踪。《杂病源流犀烛》载曰："治怒为难，惟平肝可以治怒，此医家治怒之法也。"对肝火旺盛引发的心烦易怒，应采取切实可行的措施，消除不良的情绪，在此基础上疏解肝郁，清泻肝火，平抑肝阳，安定心神。肝郁解了，肝火降了，肝阳不亢盛了，心神安定了，自然烦躁不安、容易发怒等诸多不适就会消失。对肝火旺盛引发的心烦易怒者，首先应重视自我心理调整，同时可采取中药、药茶、穴位按摩等方法进行调理，多种方法能使一腔怒火去无踪。

临床中笔者遇肝火旺盛引发的心烦易怒者，通常采用清肝除烦汤进行调治，绝大多数都能取得满意的疗效。

清肝除烦汤

【组成】夏枯草、丹皮、栀子、茯苓、神曲、佛手各 12 克，白芍、当归、龙胆草、生地黄各 10 克，远志 9 克，甘草 6 克，莲子心 3 克。

【用法】每日 1 剂，水煎取汁，分早、晚 2 次温服。

【功效】疏肝解郁，清肝泻火，清热宁心，安神除烦。

【方解】方中夏枯草、丹皮、栀子、佛手、龙胆草疏肝解郁，清泻肝火；生地黄、白芍、当归清热养血柔肝；远志、莲子心清热宁心，安神除烦；茯苓、神曲健脾和胃消食；甘草调和诸药。

老中医说 用清肝除烦汤调治肝火旺盛引起的心烦易怒，一般情况下，服用 3~5 剂心烦急躁、易怒之症状就可明显减轻，连续调理半个月左右，诸多症状就能完全消失。

心贴士

肝火旺盛与心火旺盛有着密切的关系，二者常同时并存而呈现心肝火旺，我们常听人说："您心烦急躁，肯定是心肝火旺了。""我近段时间整天心烦，晚上还睡不着觉，可能是心肝火旺了。"治疗时也常肝火、心火同治，就是这个道理。

调养小妙招

1 服用中成药

泻肝安神丸

【组成】龙胆草、黄芩、栀子、珍珠母、牡蛎、龙骨、柏子仁、酸枣仁、远志、当归、生地黄、麦冬、蒺藜、茯苓、车前子、泽泻、甘草。

【功效】清肝泻火，养阴安神。

【主治】肝火旺盛、阴虚有热引起的心烦急躁，失眠多梦，头晕耳鸣，小便黄赤等。

【用法】每次 6 克，每日 2 次，温开水送服。

【方解】方中龙胆草大苦大寒，既清肝经实火，又清利肝经湿热，黄芩、栀子以助清肝火，车前子、泽泻、茯苓助清湿热，蒺藜疏肝解郁，当归、生地黄养血益阴，以防肝火耗阴及苦寒之品伤阴。在此基础上，加酸枣仁、柏子仁、麦冬滋养阴血以补心，龙骨、牡蛎、珍珠母、远志镇心以安神，甘草调和诸药。上药配合，共奏清肝泄热、滋阴养血、宁心安神之功。

老中医说 泻肝安神丸的剂型为小水丸，几乎所有的药店都能买到，当您由于肝火旺盛而心烦急躁、动不动就发脾气时，不妨服用几天泻肝安神丸，相信会有好的效果。

2 饮用栀子茶、莲子心茶等药茶

在前面介绍的清肝除烦汤方中，我用有栀子、莲子心。栀子、莲子心均有较好的清热泻火、除烦作用，日常生活中我们不是经常能看到有人饮用栀子茶清热养肝除烦、用莲子心泡茶清心安神吗？当您因为情绪不佳、肝火旺盛而心烦急躁，或为心烦失眠而发愁时，不妨每日取 3~5 棵栀子，或取 3 克莲子心，放入茶杯中，加沸水冲泡，加盖焖上 10 分钟左右，代茶饮用，相信过不了几天，就能让您心情变好，心烦急躁、容易发脾气的现象逐渐消失，安稳地睡上好觉。当然，也可将栀子和莲子心一同泡茶饮用，其效果会更好。

　　除上面所说的栀子茶、莲子心茶以及栀子莲子心茶外，以栀子或莲子心为主要原料适宜于调养肝火旺盛所致的心烦急躁、易怒的药茶方还有很多，较常用的有栀子夏枯草茶、栀子合欢皮茶、栀子菊花郁金茶、莲子柴胡丹皮茶等，当因肝火旺盛而心烦急躁、容易发脾气时，不妨有选择地饮用几天。

栀子夏枯草茶

【组成】栀子5枚，夏枯草15克。

【制法】将栀子、夏枯草一同放入茶杯中，用适量沸水冲泡，加盖焖10分钟。

【用法】每日1剂，代茶饮用。

栀子合欢皮茶

【组成】栀子5枚，合欢皮12克。

【制法】将合欢皮加工成粗末，之后与栀子一同放入茶杯中，用适量沸水冲泡，加盖焖10分钟即可。

【用法】每日1剂，代茶饮用。

栀子菊花郁金茶

【组成】栀子3枚，菊花6克，郁金各9克。

【制法】将郁金加工成粗末，之后与栀子、菊花一同放入茶杯中，用适量沸水冲泡，加盖焖10分钟。

【用法】每日1剂，代茶饮用。

莲子柴胡丹皮茶

【组成】莲子心3克，柴胡9克，丹皮10克。

【制法】将柴胡、丹皮加工成粗末，之后与莲子心一同放入茶杯中，用适量沸水冲泡，加盖焖10分钟左右。

【用法】每日1剂，代茶饮用。

3 保持健康的心态和稳定的情绪

　　引发心烦易怒最直接的原因是生气恼怒致使肝火旺盛，治病必求于本，

"心病还需心药医"，要消除心烦易怒，应当避免生气恼怒，控制情绪波动，避免妄想和激动，保持健康的心态和稳定的情绪，做到情绪安定，心境平和，心情舒畅，心胸开朗。人们常说"人生在世，时时有不如意之事"，关键是要看你是否能"想得开"，及时调节自己的心境。当遇到不满意的人和事，不要由着性子大发脾气，摔碗砸锅，要注意先"冷处理"，避免正面冲突，同时切忌生闷气，还应培养多种兴趣，多参加一些公益活动，做到笑口常开，乐观松弛。

小贴士

听音乐、赏花以及森林散步等，都是解除紧张、郁闷、恼怒，使人心情舒畅，情绪放松，缓解心神不宁、烦躁易怒、头胀头痛、失眠多梦等行之有效的方法，当您因生气恼怒致使肝火旺盛而心烦易怒时，不妨选用这些方法试一试。

心烦易怒者听音乐时，可选择《喜相逢》《喜洋洋》《在希望的田野上》《百鸟朝凤》《南渡江》《渔光曲》《催眠曲》《塞上曲》《平湖秋月》《春江花月夜》《仙女牧羊》等，以疏肝解郁，愉悦抒情，柔肝降火，消怒下气，除烦镇静安神，要专心去听，不能边听边做其他事，音量不宜太大，以舒适为度，同时环境要舒适雅静，不受外界干扰。

赏花时，可边欣赏青绿色植物和花卉，边散步走动，也可静坐或躺卧在花木丛中，尽情地欣赏五彩缤纷的各种花卉。

森林散步时，可有意识地穿短衣短裤，让清新的空气直接刺激皮肤，冷时则加衣服；也可在森林中漫步游览，调节心情，或在森林中放声歌唱，以消除心中的烦闷，开阔人们的胸怀；还可在森林中躺在躺椅上闭目养神，忘掉周围的一切，在幽静的环境中倾听森林中的鸟鸣、风吹枝条发出的声音，以开阔人们的胸怀，使高度紧张的神经得以充分放松。

4 按摩太冲穴和行间穴

太冲穴位于足背，在大脚趾和第 2 个脚趾之间的缝隙向上 1.5 厘米的凹陷处。太冲穴是肝经上最重要的穴位，不但能疏肝解郁、活血化瘀、行气止痛，同时还能平肝清热、清利头目、降低血压。人在生气后按揉太冲穴，可以调理肝的疏泄气机功能，从而帮助疏泄、消气，缓解因为生气引起的诸多不适。当您肝火旺盛、头晕头痛时，按揉太冲穴会让您神清气爽；当您心烦意乱、失眠多梦时，按揉太冲穴会让您气定神闲、安然入眠；当您怒气冲天时，按揉太冲穴会让您心平气和。

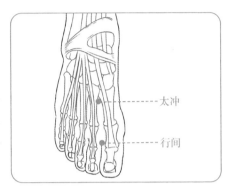

行间穴位于足背第 1、2 趾间的缝纹端，是足厥阴肝经的荥穴，也是清肝泻火、调治肝火旺盛的要穴。当您因情志不舒，生气恼怒，嗜食辛辣肥腻之食物蕴热化火，致使肝火旺盛，火热上攻，而出现头胀头痛，面红目赤，眼睛胀痛，耳鸣如潮，急躁易怒，心烦失眠时，通过对行间穴进行按摩，可取得很好的效果。

对肝火旺盛导致的心烦急躁、动不动就发脾气，以及心烦失眠者来说，动动手指头，按摩一下太冲穴和行间穴，能使旺盛的肝火逐渐消退，急躁易怒、心烦失眠等诸多不适逐渐消除。按摩太冲穴时，先用温水泡脚 10~15 分钟，之后用左手拇指指腹按揉右脚背太冲穴 3 分钟，再换右手拇指指腹按揉左脚背太冲穴 3 分钟，如此反复 2~3 遍，通常每日按揉 2~3 次。应当注意的是，按揉太冲穴要有一定力度，以局部产生酸胀甚至胀痛感为宜。对行间穴进行按摩则首选掐按法，通常用拇指的指端进行掐按，每次掐按 3 分钟左右，一般两只脚上的行间穴同时进行掐按，每日掐按 1~2 次。

5 选用菊苗粥等食疗方

因肝火旺盛而心烦急躁、头胀头痛、动不动就发火时，可有选择地试用一下下列食疗方，相信也会使肝火渐降，心烦急躁、动不动就发火等不适逐渐消失。

菊苗粥

【组成】甘菊新鲜嫩芽或幼苗 70 克，大米 100 克，冰糖适量。

【制法】将菊苗洗净切细，水煎取汁，之后将药汁与淘洗干净的大米、冰糖一同放入锅中，再加清水适量，煮成稀粥即可。

【用法】每日 2 次，分早、晚温热服食。

【功效主治】菊苗汁液具有清肝火之功效，再配合具有润肺、止咳和祛火作用的冰糖，乃肝火旺盛者不可多得的食疗佳品。

清爽西兰花

【组成】西兰花 200 克，白萝卜 100 克，食盐、香油各适量。

【制法】将西兰花洗净，切成小朵，用开水烫熟，再用凉开水过凉，沥干水分，把白萝卜洗净，切成细丝，之后将西兰花、白萝卜丝一同放入盘子中，加适量食盐拌匀，淋上香油即成。

【用法】每日 1~2 次，佐餐食用。

【功效主治】西兰花营养丰富，还有滋阴清热润燥、疏肝养血的功效，白萝卜有顺气消食、和中消胀、通利大便的功效。西兰花与白萝卜配合，既能疏肝理气，还能滋阴清热，很适合肝火旺盛者食用。

瓜皮蘸白糖

【组成】鲜西瓜皮、白糖各适量。

【制法】将鲜西瓜皮削去外皮，洗净后入锅中蒸 10 分钟即成。

【用法】随意蘸白糖食用。

【功效主治】西瓜皮有较好的清热生津、除烦、解暑开胃功效，白糖能舒缓肝气、滋阴生津润肺，肝火旺盛者食用，能缓解急躁易怒、心烦失眠等症状。

茭白芹菜汤

【组成】茭白 30 克，芹菜 50 克，食盐适量。

【制法】将茭白洗净，与洗净切成条状的芹菜一同放入锅中，加入清水和适量食盐，共煮成汤即可。

【用法】每日 2 次，吃茭白、芹菜，并喝汤。

【功效主治】在茭白芹菜汤中，茭白性微寒，具有清热生津止渴之功效，芹菜有清热除烦、平肝降压功效，二者配合，可有效缓解肝火旺盛引起的心烦急躁、容易发火、头胀头痛等症状。

皮肤干燥肺阴虚，滋阴润肺功效奇

主要表现

肺阴亏虚引起的皮肤干燥，多发于环境干燥之时，尤其多见于秋、冬两季，主要表现为皮肤干燥起皮，皱缩、瘙痒，缺少光泽，可伴有咽干鼻燥、五心烦热、大便秘结等。

选方用药

滋阴养肺润肤汤（生地黄、丹参、百合、北沙参各15克，玄参、玉竹、白芍、桔梗各12克，当归、杏仁、丹皮各10克，蝉蜕、甘草各6克，蜂蜜20毫升）。每日1剂，以大枣5枚为引，水煎取汁（蜂蜜除外），兑入蜂蜜，早、晚2次温服。

调养妙招

饮用石榴蜂蜜汁、食用养肺猪皮汤等饮食调养，按摩"补水穴"，预防大便秘结，自我综合调养等。

张女士今年 46 岁，身体一直很好，面色红润，皮肤细腻而有光泽，整天有使不完的劲，是我们单位的"资深美女"，可不知为什么，近两年不知不觉中显得面容憔悴了，总觉得面部紧绷难受，皮肤更是干燥起皮、瘙痒，缺少光泽，总不能把"资深美女"一下子变成"黄脸婆"吧，基于这个考虑，她是想着法护肤，美容院去过，护肤润肤面膜用过，也外用过各类的护肤品，效果都不太好，实在没法了，才想着服用中药试一试。仔细询问得知，张女士不仅仅是颜色没有以前好看，皮肤干燥起皮、瘙痒，还经常咽干口渴，心烦失眠，大便更是干结难解，三五天才解大便 1 次。张某这种情况是体内水少了，出现虚火了，进一步说是肺阴亏虚，虚火内生，肌肤得不到阴液正常的滋润造成的。我让她保持规律化的生活起居，注意饮食调养，重视皮肤的日常养护，同时给她开了滋阴养肺润肤汤，让她每日 1 剂，以大枣 5 枚为引，水煎取汁，兑入适量蜂蜜，早、晚 2 次温服。如此守方加减调理了近 3 个月，咽干口渴、心烦失眠、大便干结难解等诸多不适没有了，皮肤干燥、起皮的情况明显改善了，瘙痒消失了，面色也显得红润有光泽了。

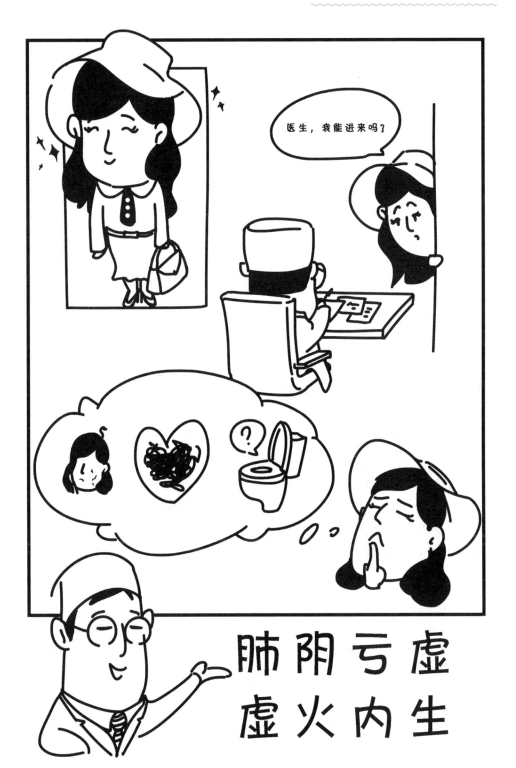

说到皮肤干燥，相当一部分人都有这样的经历：在久晴无雨、环境干燥之时，尤其在秋、冬两季，总感觉皮肤干燥不舒服，起皮、皱缩、瘙痒，缺少光泽，嘴唇干，头发干，身体干，就算沐浴过后，腿上、胳膊上、脸上依旧簌簌地掉落雪一样的小干皮。皮肤干燥使人身体不舒服，是一种常见的亚健康表现形式，在门诊中，时常有人咨询我"皮肤干燥起皮怎么办""有没有调养皮肤干燥起皮的绝招"。

水是肌肤健康的原动力，是美丽容颜的保证，一旦出现皮肤干燥，面部紧绷难受，人们马上想到的是保湿，应用护肤面膜、保湿膜之类的，其实这样做并不全面。中医认为肺为人体"水之上源"，在体合皮，其华在毛，皮肤的好坏与肺的功能状况密切相关。肺功能正常时，人体通过肺气的宣发使气血津液得以布散全身，肌肤得到正常的营养滋润，则皮肤滋润而有光泽，如果肺的功能失常，肺阴亏虚，虚火内生，肺的宣发作用受到限制，肌肤得不到阴液正常的濡养滋润，就好比天气炎热，久晴无雨，水汽蒸发，致使土地干旱，缺少水分，地就会干燥、龟裂一样，皮肤自然也就干燥、起皮、皱缩、瘙痒，缺少光泽。所以，要解决皮肤干燥起皮问题，使人容颜靓丽，除注意皮肤保湿外，还应重视滋阴润肺，清降虚火，让皮肤从内"吸收"足够的水分和营养，同时把损耗水液的虚火祛除掉，这样皮肤得到正常的营养了，水液充足了，自然就变得滋润而有光泽了。

肺喜湿润，之所以干燥的气候和秋、冬两季皮肤特别容易干燥起皮，就是因为此时阴液虚少，肺阴亏虚，虚火内扰，皮肤不仅得不到肺阴足够支持，还受虚火耗损的缘故。肺阴亏虚引起的皮肤干燥，多发于环境干燥之时，尤其多见于秋、冬两季，主要表现为皮肤干燥起皮，皱缩、瘙痒，缺少光泽，同时可伴有咽干鼻燥，五心烦热，大便秘结等。

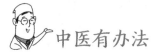

中医有办法

皮肤干燥肺阴虚，滋阴润肺功效奇。调养肺阴亏虚引起的皮肤干燥，我通常是让患者保持规律化的生活起居，注意皮肤保湿和饮食调养，同时给予滋阴养肺润肤汤，效果不错。

滋阴养肺润肤汤

【组成】生地黄、丹参、百合、北沙参各 15 克，玄参、玉竹、白芍、桔梗各 12 克，当归、杏仁、丹皮各 10 克，蝉蜕、甘草各 6 克，蜂蜜 20 毫升。

【用法】每日 1 剂，以大枣 5 枚为引，水煎取汁（蜂蜜除外），兑入蜂蜜，早、晚 2 次温服。

小贴士

皮肤干燥起皮的调养是一个缓慢的过程，并非一朝一夕之功，要有持久战的准备，不管您采取什么样的治疗调养方法，都要讲究循序渐进，做到持之以恒，切不可急于求成，三天打鱼，两天晒网，是不会取得应有的效果的。

调养小妙招

对肺阴亏虚引起的皮肤干燥者来说，宜采取综合性的治疗调养措施。日常宜保持规律化的生活起居、注意皮肤保湿，同时服用滋阴养肺润肤汤，若能与饮用石榴蜂蜜汁或食用养肺猪皮汤等饮食调养相结合，再配合以按摩"补水穴"，预防大便秘结等，进行自我综合调养，其效果会更好。

1 饮食调养

石榴蜂蜜汁

【组成】石榴 1 个或半个，蜂蜜 20~30 毫升。

【制法】将石榴剥去外皮，取出所有颗粒，放进榨汁机中，加入少许凉开水（以没过石榴颗粒为宜），开动机器将其打成汁，滤渣取液，再调入蜂蜜即可。

【用法】每日 1~2 次，代茶饮用。

【功效】滋阴润肺，生津止渴。

【适应证】肺阴亏虚引起的皮肤干燥。

石榴是一种常见的水果，因其营养丰富、护肤效果好而进入了护肤品的世界，如常见的"红石榴滋润霜""红石榴营养水""红石榴补水面膜"等护肤品，都是以石榴为主要原料制成的。从中医学的角度来说，石榴归肺、肾、大肠经，皮肤干燥的人多伴有肺阴亏虚、咽干口渴等症状，而石榴生津止渴、滋补肺肾的作用特别好，所以很适合皮肤干燥者食用。石榴含有石榴多酚和花青素，其抗氧化作用是绿茶的 4 倍，能高效地清除体内和皮肤组织的自由基，同时促进新陈代谢，排出毒素，所以无论是外用还是内服，都能达到润肤美肤的目的。

蜂蜜不仅味道甜美，营养丰富，而且是治疗多种疾病的良药。中医学认为，蜂蜜味甘，性平，具有滋养补中、润肺止咳、清热解毒、健脾益胃、养血护肝、润肠通便、缓急止痛、益寿养颜、强壮身体等作用，是男女老幼皆宜的优良食品和良药。蜂蜜具有一流的保健美容功效，以蜂蜜为主要原料制成的美容护肤品有很多。蜂蜜除滋阴润肺、滋养肌肤之外，还有一定的解毒作用，可以有效地对抗皮肤干燥引起的红斑和刺痒等。

蜂蜜与石榴搭配，可以说是"天作之合"，石榴蜂蜜汁具有很好的滋阴润肺、滋养肌肤、解毒止痒功效，经常饮用能护肤养颜，消除皮肤干燥不适，还您滋润而有光泽的皮肤。

养肺猪皮汤

【组成】猪皮 200 克，干百合 30 克，大枣 5 枚，生姜 1 小块，大葱 1 小段，食盐、料酒各适量。

【制法】将百合用少许冷水泡发，猪皮洗净后切成小块状，大枣洗净去核，生姜洗净拍散，大葱洗净切碎，之后将百合、猪皮、大枣、生姜、大葱一同放入锅中，加入清水适量，淋上少许料酒，大火煮沸后，改用小火继续煮至猪皮熟烂，用食盐调味即成。

【用法】每日 1 次，每周 2~3 次，食猪皮并饮汤。

【功效】滋阴养肺，润肤去皱，美容养颜。

【适应证】肺阴亏虚引起的皮肤干燥。

老中医说 虽然说"以皮补皮"有点牵强附会，但猪皮确实具有较好的滋阴润肺、润肤去皱效果，是人们常用的美容佳品。中医学认为猪皮味甘，性凉，可清热滋阴，生津止渴，滋润肌肤，减少皱纹，延缓衰老。西医学研究也表明，猪皮中含有大量的胶原蛋白，能让皮肤细胞的储水功能增强，使皮肤细胞吸收和储存更多的水分，防止皮肤干枯起皱，从而变得饱满平整光滑。另外，其中的弹性蛋白更能增加皮肤的弹性。养肺猪皮汤中的百合滋润质厚，归心、肺二经，具有清热止渴、滋阴润肺、清心安神等功效，是理想的补肺润肺养肺之品，不但能防治肺阴亏虚、肺失宣降引起的咳嗽，还能润肤除皱，调养肺阴亏虚引起的皮肤干燥，经常食用百合可以使人肌肤变得白润。大枣能补中益气，养血润燥，宁心安神，是一种物美价廉的保健美容食品，同时它还能调理脾胃功能，有效提高人体对猪皮及百合的吸收作用。

2 按摩"补水穴"

出现皮肤干燥问题，我们一般会想到多饮水、饮食调养和涂抹护肤品，或者服用中药调治，其实还可通过按摩"补水穴"解决。所谓"补水穴"，是指中医经络里具有补阴作用的一些穴位，其中有 3 个穴位最常用，即太溪、三阴交和照海穴。经常按摩这 3 个穴位，可有效缓解皮肤干燥症状，很适合肺阴亏虚引起的皮肤干燥者自我调养。

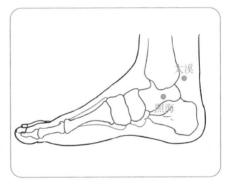

太溪穴位于足内侧，内踝后方，内踝尖与跟腱之间的凹陷处，有平衡协调阴阳之功，经常按摩太溪穴具有滋肾阴、补肾气、壮肾阳的功能，既能滋阴降火，又能培元补肾，从金水相生的角度来说，补肾水间接地也补了肺金，有助于调理肺之阴阳平衡。三阴交位于小腿内侧，在足内踝尖上 3 寸，胫骨内侧缘后方，经常按揉三阴交，可调补肝肾，健脾养血，滋补肺肾之阴，使人气血旺盛，达到健康长寿的目的，所以按揉三阴交对

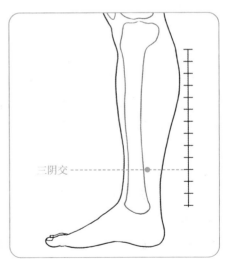

肺阴亏虚引起的皮肤干燥者来说是十分有益的。照海穴位于足内侧，内踝尖下

方凹陷处，是足少阴肾经的穴位，按摩此穴可补一身之阴，具有很好的滋阴清热作用，孙思邈在《备急千金要方》中称照海穴为"漏阴"，就是说如果这个穴位出了问题，人的肾水减少，会造成肾阴亏虚，引起虚火上升，所以按摩照海穴，有滋补肾阴的作用。

调养肺阴亏虚引起的皮肤干燥，宜采取按揉太溪、三阴交和照海这3个"补水穴"相结合的方法，以左手和右手拇指指腹分别对上述穴位进行按揉，一般每日按揉2次，于早晨及晚上睡前进行，每次每穴按揉5~10分钟，以使局部有温热酸胀感为度。

3 预防大便秘结

中医学认为，"肺与大肠相表里"，肺阴亏虚，失于清肃，阴虚生内热，津液不能下达，移热于大肠，可引发大便秘结，而大便秘结者，腑气不通，积而生热，耗伤津液，反过来也会影响肺的宣发肃降，导致肺主皮毛的功能失常，所以在日常生活中，皮肤干燥者有相当一部分伴有大便秘结，大便秘结者也常出现皮肤干燥、脸上容易长痘等。预防大便秘结，采取切实可行的措施保持大便通畅，是预防皮肤干燥发生，促使肺阴亏虚引起的皮肤干燥者顺利康复的重要一环。

预防大便秘结，保持大便通畅，应保持规律化的生活起居，每天按时睡觉，按时起床，按时用餐，养成有节奏、有规律的生活习惯。积极参加体育锻炼，增强体质，保持健康的心态和良好的情绪。注意饮食调养，纠正不良的饮食习惯，少吃辛辣、肥腻等容易上火的食物，适当多吃蔬菜、水果以及红薯、玉米等含纤维素较多的食品。另外，还要注意避免抑制便意和破坏正常的排便习惯，养成良好的排便习惯，最好每日定时排便（如晨起后排便），建立良好的排便习惯和规律，并长期坚持，以预防便秘发生。

4 自我综合调养

皮肤干燥多发于环境干燥之时，尤其多见于秋、冬两季，其发生有两方面的因素，一是外部因素，即气候干燥，二是内部因素，即体内的津液不足，肺阴亏虚，有虚火存在，必须采取综合性的措施，改善干燥的空气，适当补充体内的水分，滋阴润肺，注意综合调养。

要适当多饮水，室内可用加湿器，以使空气湿润。饮食方面可适当多吃诸如雪梨、荸荠、百合等具有滋阴润肺作用的食物，尽量不吃生姜、大葱、胡椒、辣椒等辛辣温热类的食物，同时还可选用药茶及食疗方进行调养。要做好皮肤清洁工作，以促进皮肤的新陈代谢。对皮肤干燥者来说，保湿尤为重要，可选择一些深层补水的精华或者面膜，快速地给皮肤补充水分，缓解肌肤的干燥状态。选择保湿效果好、滋润作用强的面霜也是必要的，天然无刺激性的面霜在防止皮肤敏感现象的同时还能补充丰富的水分。另外，在干燥的季节也可用橄榄油擦抹面部和手臂，并轻轻按摩，一般每日早、晚各用 1 次，这样橄榄油会很快吸收，以防止皮肤皲裂及因皮脂分泌过少引起的瘙痒，使皮肤光滑细腻，滋润而富有弹性，并防止皮肤过敏。

小贴士

　　对肺阴亏虚引起的皮肤干燥者来说，宜将饮食调养、服用中药汤剂、按摩"补水穴"，以及保持大便顺畅等调养方法配合应用，过分强调某一种调理方法的作用而忽视与其他调养方法相配合，很难取得满意的效果，是不可取的。

胃中有热常口臭，当服清热和胃汤

主要表现

胃中积热引起的口臭，主要表现为口臭，同时常伴有口干口苦、上腹部胀满、大便秘结等。

选方用药

清胃和中汤（白术、栀子、陈皮、生地黄各12克，焦建曲、焦麦芽、白芍、厚朴、半夏、枳实各10克，黄连、柴胡各9克，甘草6克）。每日1剂，水煎取汁，分早、晚2次服。

调养妙招

服用中成药，按摩内庭穴，食用苦瓜及以其为主要原料制成的食疗方，饮用药茶，选用食疗方炒三丝、芦笋海螺汤、三丝豌豆苗汤等。

我们单位的肖先生，平时喜欢吃辣椒，还爱喝上两杯，近几个月来一直口臭，同时还伴有上腹部胀满、大便秘结，刷牙、漱口、吃糖都无济于事，这使他不好意思在众人面前开口讲话，他爱人也烦得不得了，后来找到我，想服中药调理。肖先生的这种情况完全是因为饮食不注意，加之饮酒，致使胃中积热造成的，我叮嘱他控制饮食，戒除饮酒，在此基础上给他开了清胃和中汤，让他每日1剂，水煎取汁，分早、晚2次服。如此调理了半个多月，上腹部胀满消失了，大便顺畅了，口臭的毛病也好了。

　　几乎每个人都曾经出现过口臭，它让人感到烦恼和尴尬。口臭的发生从中医学的角度来说与胃中积热有关。胃为六腑之一，乃"水谷之海"，主受纳饮食和腐熟水谷，具有以降为和的功能。由于饮食无节制，嗜食辛辣、油腻之食物，以及饮酒等，很容易伤及胃腑，导致气机壅塞，升降失常，胃中积热，胃热上逆，就会出现口臭。就好比农村的土灶台，下面有火了，自然会顺着烟筒往上冲，胃中郁热腐熟消化食物产生的气味上冲于口腔，其腐臭难闻的味道就出现了。

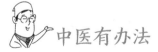 中医有办法

　　调治胃中积热引起的口臭，首先应当注意控制饮食，做到饮食有规律。不控制饮食，不注意饮食调养，还是酒照样喝，大鱼大肉地吃，再好的药也治不好口臭。

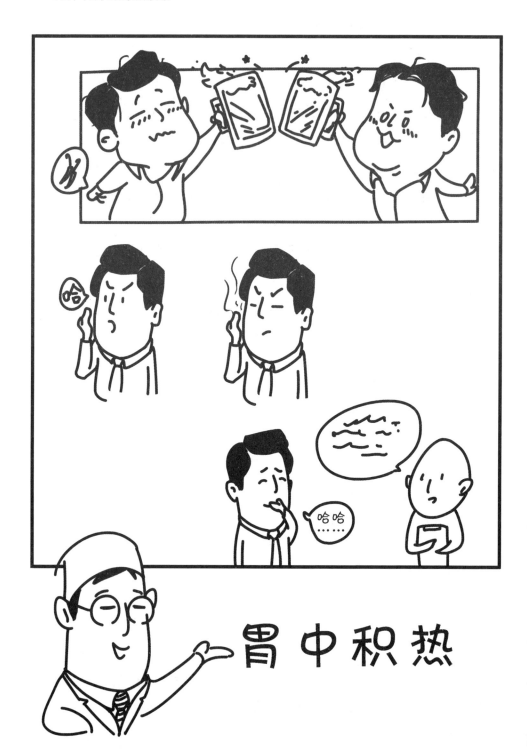

胃中积热

用中药治疗胃中积热引起的口臭，当以清热和胃、消食和中为原则，我通常选用清胃和中汤，疗效不错，一般 3~5 剂口臭就能明显减轻，继续服用 1~2 周后，绝大多数人的口臭就能完全消除。

清胃和中汤

【组成】白术、栀子、陈皮、生地黄各 12 克，焦建曲、焦麦芽、白芍、厚朴、半夏、枳实各 10 克，黄连、柴胡各 9 克，甘草 6 克。

【用法】每日 1 剂，水煎取汁，分早、晚 2 次服。

老中医说 记得 20 世纪 80 年代中期我刚参加工作的时候，很少有因为口臭而到医院咨询、就诊者，可进入新世纪后这些年，我几乎每天都会遇到因口臭而咨询、就诊者。除了人们的保健意识增强之外，主要是由于当今人们的生活水平不断提高，饮食结构出现变化，进食过多的辛辣、油腻食物，以及饮酒过多，致使口臭者明显增多。优越的生活条件有利也有弊，我们要增强自我保健意识，重视控制饮食，同时还要加强体育锻炼，建立健康、文明、科学的生活方式。

小贴士

在胃中积热引起的口臭者中，有一部分伴有大便秘结，对于伴有大便秘结者，必须采取切实的措施保持大便通畅，大便顺畅了，火热就能下行，胃中积热清除了，口臭自然就消失了。

调养小妙招

1 服用中成药

对不愿服用或煎煮中药汤剂不方便的口臭者，选用胃舒片、大黄清胃丸、清胃和中丸、藿香清胃片等中成药，也有不错的效果。

胃舒片

【组成】鸡蛋壳、天花粉、浙贝母。

【功效主治】清热和胃，制酸止痛。用于治疗肝胃郁热引起的泛酸嘈杂，胃脘疼痛，口苦口干，腹胀，以及胃中积热引起的口臭等。

【用法用量】每次 4 片（每片重 0.6 克），每日 3 次，温开水送服。

【注意事项】忌食辛辣刺激性食物，孕妇慎用。

大黄清胃丸

【组成】大黄、槟榔、黄芩、羌活、牵牛子、芒硝等。

【功效主治】行气导滞，泻火通便。用于治疗肠胃积热，饮食停滞所致的便秘，主要症状为大便干燥秘结，伴有口舌干燥，面红身热，不思饮食，腹胀腹痛，小便短赤等，也用于胃中积热引起的口臭。

【用法用量】每次 1 丸（每丸重 9 克），每日 2 次，温开水送服。

【注意事项】孕妇忌服。

清胃和中丸

【组成】黄芩、黄连、黄柏、生石膏、大黄、槟榔、青皮、陈皮、枳壳、香附、当归、莪术、木香、牵牛子。

【功效主治】清胃，导滞。用于治疗胃热气滞引起的脘腹胀满，烦热口苦，恶心呕吐，食欲不振，大便秘结，也用于胃中积热引起的口臭。

【用法用量】每次 1 丸（每丸重 6 克），每日 2 次，温开水送服。

【注意事项】孕妇禁用，年老体弱无大便秘结者慎用。本品为实证而设，虚证禁用。

藿香清胃片

【组成】广藿香、枸杞子、防风、南山楂、六神曲、甘草。

【功效主治】泻脾胃伏火，醒脾消滞。用于治疗脾胃伏火引起的消化不良，脘腹胀满，不思饮食，口苦口臭等，对胃中积热引起的口臭有较好效果。

【用法用量】每次 3 片（每丸重 0.5 克），每日 3 次，温开水送服。

【注意事项】脾胃虚寒者禁用。

2 按摩内庭穴

要清除胃中积热引起的口臭，必须清泻胃火，清泻胃火当首选内庭穴。内庭穴具有很好的清泻胃火作用，凡是胃火引起的牙痛、咽喉痛、鼻出血、口臭、胃酸、便秘等，都可以通过按摩内庭穴进行调养。

内庭穴位于足背，当第 2、第 3 趾间，趾蹼缘后方赤白肉际处。内庭穴之所以能有效地泻胃火，是因为内庭穴是足阳明胃经的荥穴，"荥"有泉水已成小流的意思。内庭穴具有清胃泻火、理气止痛之功效，称得上是热证、上火的克星，按摩内庭穴就相当于打开了泻火的通道，能祛胃火，化积滞，调养胃中积热引起的口臭。

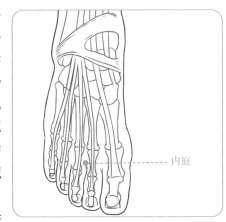

内庭

按摩内庭穴，通常以拇指的指腹按住此穴，稍用力按揉，以出现酸胀感为宜，通常每侧穴位按摩 2~3 分钟，两侧交替进行，每天早、晚各按摩 1 次。也可以用按摩棒点按，这样对穴位的刺激更充分。

需要特别说明的是，内庭穴还有一个特别的作用就是抑制食欲，所以想减肥的人士一定要记住内庭穴。刺激内庭穴之所以能抑制食欲，关键是内庭穴能够泻胃火。食欲旺盛，很重要的一个原因就是胃火旺盛，刺激内庭穴可以将胃中过盛的火气降下来，从而抑制食欲。另外，因胃火导致牙龈肿痛的时候，按摩内庭穴也有很好的治疗调养效果。

3 食用苦瓜及以其为主要原料制成的食疗方

要消除胃中积热引起的口臭，不能单纯依靠药物，还要注意饮食调养，改变不良的饮食习惯。进食要定时定量，不可过饥过饱，注意细嚼慢咽，饭菜要适口、易于消化，忌食辛辣刺激性食物，少吃过甜、过咸以及容易产气产酸的食物，适当多吃新鲜蔬菜和水果。味苦的蔬菜多性寒，如苦瓜、苦苣、蒲公英等，均有降胃火的功效，较适合调养胃中积热引起的口臭，这当中，我推崇食用苦瓜及以其为主要原料制成的食疗方。

苦瓜也称"癞瓜""凉瓜"，为葫芦藤本植物的果实，以其味苦、性寒而得名。《本草纲目》中记载苦瓜"除邪热、解劳乏，清心明目"，苦瓜是人们常吃的清凉蔬菜，因其具有清热明目、解毒之功，所以很适合热病烦渴、中暑、痢疾、目赤疼痛以及疮疡、丹毒、恶疮等患者食用，也是胃中积热口臭者的食疗佳品。

苦瓜苦中带甘，嫩而清香，食后令人回味无穷，胃口顿开。苦瓜含有苦瓜苷、多种氨基酸、半乳糖醛酸、钙、磷、铁、多种维生素、果胶等成分，是瓜类含维生素 E 及维生素 C 最多的瓜种，其营养丰富。苦瓜能促进胃肠蠕动，具有一定的通便作用，尤其适宜于胃中积热口臭伴有便秘者食用。应当注意的是，苦瓜虽好也不宜多吃，脾胃虚寒者不宜用。

苦瓜的食用方法有很多，可凉拌生食，也可煎、炒、煸、烧，荤素均宜。最简单的吃法是凉拌苦瓜，方法是先用开水焯一下，再切成细丝，然后用酱油、麻油、糖、葱、醋一起凉拌。就调理胃中积热引起的口臭来说，除凉拌苦瓜外，还可食用干煸苦瓜、苦瓜瘦肉煲、苦瓜炒鸡蛋等以苦瓜为主要原料制成的食疗方。

干煸苦瓜

【组成】苦瓜 2 根，辣酱、豆豉等调味料各适量。

【制法】将苦瓜洗净、切开后去瓤，切成片状，配以适量的辣酱、豆豉等调味料，上油锅干煸而成。

【方解】此食疗方味苦而辣，醇香可口，是下饭的佳肴，同时还有清胃热的作用。

苦瓜瘦肉煲

【组成】猪瘦肉 100 克，苦瓜 1 根，食盐、淀粉、蚝油、植物油各适量。

【制法】将猪瘦肉洗净、捣烂如泥，加蚝油、食盐、淀粉适量，混合均匀；苦瓜洗净，横切成 2 厘米长的筒状块，挖去瓜瓤，填入瘦肉泥。炒锅上旺火，加入植物油，烧热后下苦瓜块爆炒片刻，即用漏勺捞起，再放入瓦锅内，加入清水适量，小火焖 1 小时，瓜烂味香即成。

【方解】此食疗方营养丰富，味香可口，同时还有较好的清热泻火功效。

苦瓜炒鸡蛋

【组成】苦瓜 1 根，鸡蛋 2 个，食盐、味精、植物油各适量。

【制法】将苦瓜洗净、切开后去瓤，切成细丝，炒锅上旺火，加入植物油，烧热后倒入打散的鸡蛋，翻炒一下，再加苦瓜继续炒 3 分钟左右，入食盐调味，出锅时加少量味精调匀即可。

【方解】此食疗方具有较好的清胃泻火功效，很适合胃中积热引起的口臭者食用。

4 饮用药茶

用药茶调养胃中积热引起的口臭，我推荐选用山楂茶、竹叶茶、萝卜蜂蜜茶、决明子蜂蜜茶等。

山楂茶

【组成】山楂片 25 克，绿茶 2 克。

【制法】将山楂片、绿茶混合后一同放入锅中，加入清水适量，煮沸 5 分钟即成。

【用法】每日 1 剂，代茶饮用。

【方解】此药茶中山楂具有消食健胃、行气散瘀之功效，绿茶具有清头目、除烦渴、消食、化痰的功效，二者配合，能开胃、助消化，清内热，对胃热引起的口臭有很好的调养作用。

竹叶茶

【组成】鲜竹叶 15 克。

【制法】将鲜竹叶洗净，放入砂锅中，加入清水适量，煎取汁液即可，

【用法】每日 1 剂，分早、晚 2 次代茶饮用。

【方解】竹叶味甘、辛、淡，性寒，归心、胃、小肠经，具有很好的清热除烦作用，饮用竹叶茶对清除胃热、预防和调养口臭十分有益。

萝卜蜂蜜茶

【组成】白萝卜 120 克，绿茶 3 克，蜂蜜 25 毫升。

【制法】将萝卜捣烂取汁，绿茶用沸水冲泡 5 分钟后滗出茶汁，之后把萝卜汁、绿茶汁混合后再加蜂蜜调匀，蒸热即可。

【用法】每日 1 剂，频频饮用。

【方解】此茶中，萝卜性平，具有消积滞、化痰止咳之功效，绿茶能清胃

热，蜂蜜具有润肠通便的功效，三者配合，对胃火食滞、大便不通有较好的调养作用，能消除胃中积热引起的口臭。

决明子蜂蜜茶

【组成】决明子 30 克，蜂蜜 30 毫升。

【制法】先将决明子炒至微黄色，研为细末，放入保温杯中，用适量沸水冲泡，加盖焖 5~10 分钟，再加入蜂蜜搅匀即可。

【用法】每日 1 剂，分早、晚 2 次代茶饮用。

【方解】决明子具有较好的清热润肠通便作用，蜂蜜也有一定的润肠通便功效，二者配合，其清热通便功效更好，适宜于调养胃中积热引起的口臭，尤其适宜于口臭伴有大便秘结者。

5 选用炒三丝、芦笋海螺汤、三丝豌豆苗汤等食疗方

除上面介绍的食用苦瓜及以其为主要原料制成的食疗方，饮用药茶外，炒三丝、芦笋海螺汤、三丝豌豆苗汤等食疗方也都有很好的清胃热、祛口臭功效，可以选择食用。

炒三丝

【组成】土豆、胡萝卜各 150 克，芹菜 100 克，植物油、食盐、味精、食醋、淀粉、大葱段、生姜片各适量。

【制法】将土豆去皮、洗净，切成细丝，胡萝卜洗净、切成细丝，芹菜洗净、切成段，之后把土豆丝、胡萝卜丝、芹菜段用开水焯烫，再用凉水过凉，控干水分。炒锅上旺火，加入植物油，烧热后入大葱段、生姜片爆香，再把土豆丝、胡萝卜丝、芹菜段倒入，翻炒后加入适量食醋、食盐、味精炒匀，用淀粉勾芡出锅即可。

【方解】土豆、胡萝卜配合，有健脾益气、和胃调中的功效，而芹菜可清胃火、润肠道，三者配合制成炒三丝，调脾胃、和中焦、清胃火、润肠道，适合胃中积热引起的口臭以及胃肠积热引起的便秘者食用。

芦笋海螺汤

【组成】海螺 250 克，芦笋 150 克，木耳 30 克（水发），大葱段、生姜片、

植物油、料酒、食盐、味精各适量。

【制法】将海螺、芦笋分别洗净，切成薄片，炒锅上旺火，加入植物油，烧热后爆香大葱段、生姜片，再放入海螺片、芦笋片煸炒几分钟，之后加入木耳及高汤，焖煮至海螺片、芦笋片熟透后，加入食盐、味精调味即可。

【方解】芦笋有清热解毒之功效，海螺对于胃热也有调养的作用，二者配合制成芦笋海螺汤，能清热和胃调养口臭，适合胃中积热引起的口臭者食用。

三丝豌豆苗汤

【组成】豌豆苗、竹笋、鲜香菇、胡萝卜各50克，料酒、清汤、食盐、生姜丝、味精、香油各适量。

【制法】将豌豆苗洗净，沥干水分，用开水焯一下；竹笋、香菇、胡萝卜分别洗净，一同放入锅中，加入清水适量煮熟，捞出晾凉后分别切成细丝。之后将清汤烧开，加入豌豆苗、竹笋丝、香菇丝、胡萝卜丝以及料酒、食盐、生姜丝、味精，烧天后淋上香油即可。

【方解】这道汤可补益脾胃，解除热毒，调胃和中，并可提供丰富的膳食纤维，有助于缓解胃热便秘，消除口臭，很适合胃中积热引起的口臭以及胃肠积热引起的便秘者食用。

小贴士

胃中积热口臭的发生与饮食无节制、吃油腻食物以及饮酒过多密切相关，注意饮食调养对消除胃中积热引起的口臭十分重要，不注意饮食调节，很难祛除口臭。

对口臭者来说，除了注意饮食调养，平时重视饮食的均衡，少吃荤腥肥腻、辛辣的食物，多吃新鲜蔬菜、水果等外，在日常生活习惯方面，还要坚持每天早晚刷牙和饭后漱口，必要时还可以到门诊洗牙洁齿，以保持口腔清洁卫生，这些都是避免口臭的重要措施。

肠胃不适怕吃凉，重视调养与预防

主要表现

脾胃虚弱、脾阳不振引起的肠胃不舒服，主要表现为食欲不振，经常腹部胀满不适，不敢吃凉的，稍微吃饭不注意、吃点凉的就腹痛、肠鸣、拉肚子，同时可伴有面色萎黄、身困乏力等。

选方用药

加减参苓白术汤（党参、黄芪、白术、山药、扁豆、建曲各15克，薏苡仁18克，茯苓、莲子肉、陈皮各12克，砂仁9克，吴茱萸、炮姜、甘草各6克）。每日1剂，大枣5枚为引，水煎取汁，分早、晚2次服。

调养妙招

养成良好的饮食习惯，选用中成药附子理中丸、参苓白术丸，艾灸脾俞、中脘、足三里穴，服食糯米及以糯米为主要原料制成的食疗方，坚持练习改善胃肠功能操等。

宋先生今年48岁，从小肠胃就不太好，近几年在集贸市场做服装生意，吃饭不定时，时常是饥一顿饱一顿。近半年来，他不仅食欲明显变差了，而且经常腹部胀满不舒服，不敢吃凉的，稍微吃饭不注意、吃点凉的就腹痛、肠鸣、拉肚子，同时整天感觉身体困乏、没有精神，人也显得消瘦了。他去医院化验过大便，查过血糖，也做过彩超、胃镜、肠镜等检查，都没有发现明显异常，听说中医擅长治疗脾胃病，想服用中药调理一段时间。我叮嘱他养成良好的饮食习惯，不吃生冷之食物，适当多吃诸如生姜、山药、薏苡仁、白扁豆、小米等具有健脾祛湿、温中养胃作用的食物，同时给他开了加减参苓白术汤，让他每日1剂，以大枣5枚为引，水煎取汁，分早、晚2次服。如此服药3剂，腹痛、肠鸣已经消失，大便减少为每日2次，呈稀溏便。守方加减继续调理1周，饮食正常了，腹部胀满不舒服的情况没有了，大便每日1~2次，也成形了。之后停服中药汤剂，改用中成药参苓白术散，再服1个月，益气健脾，行气和胃，渗湿止泻，以巩固疗效。3个月后宋某来电话告知，服用中药调理后，自己吃饭香了，体重也增加了，体质明显变好了，之前不适的情况也没有再出现。

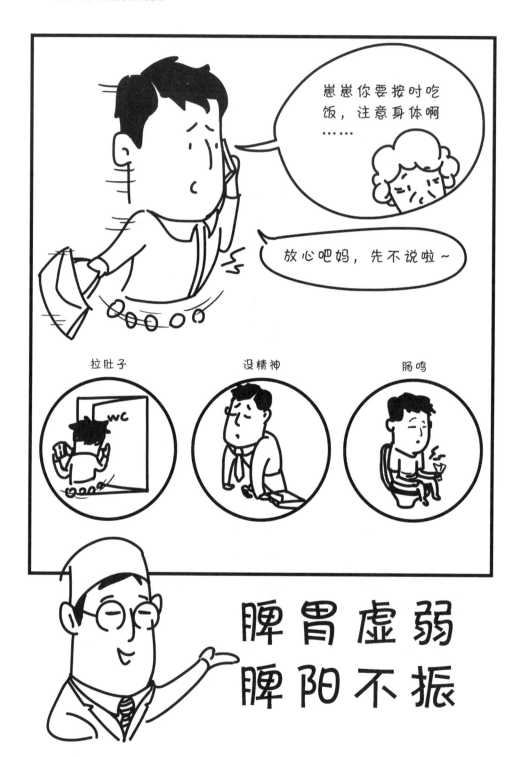

我们平常所说的肠胃不好，从中医学的角度来说多是由于脾胃虚弱、脾阳不振引起的，归根结底还是身体虚寒的缘故。胃主受纳，脾主运化，如果平素身体虚弱，或长期饮食无节制，饥饱失常，或劳倦内伤，或久病体虚等，均可导致脾胃虚弱，脾阳不振，脾胃功能障碍，不能正常受纳腐熟和运化食物，便会出现食欲不振，腹部胀满不适等症状。"后天之本"脾胃虚弱，气血缺乏来源，人气血不足了，不仅感到身困乏力，面色也变得萎黄或苍白了。脾阳不振，阴寒偏盛，脾的运化功能本来就差，如果吃饭不注意、吃点凉的，在脾阳不振的基础之上再遇寒凉刺激，阴寒更重，脾胃运化功能进一步损伤，运化无权，水谷不化，清浊不分，混杂而下，则出现腹痛、肠鸣、拉肚子。

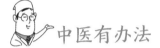 中医有办法

加减参苓白术汤是我治疗脾胃虚弱、脾阳不振引起的经常肠胃不舒服，怕吃凉的经验方。

加减参苓白术汤

【组成】党参、黄芪、白术、山药、扁豆、建曲各15克，薏苡仁18克，茯苓、莲子肉、陈皮各12克，砂仁9克，吴茱萸、炮姜、甘草各6克。

【用法】每日1剂，以大枣5枚为引，水煎取汁，分早、晚2次服。

【方解】方中用党参、白术、茯苓、砂仁、薏苡仁、山药、扁豆、莲子肉、甘草、大枣，取参苓白术散之意，益气健脾，渗湿止泻；黄芪益气补中；陈皮理气化痰，祛湿和胃；建曲理气和胃，消谷进食；吴茱萸、炮姜温中祛寒，振奋脾阳，暖肠胃，止腹泻；甘草、大枣还能益气和中，调和众药。上药配合，具有补益脾胃、调理中焦、暖肠胃、止腹泻之功效。

要判断是不是脾胃虚弱、脾阳不振引起的肠胃不舒服并不困难，只要表现为食欲不振，经常腹部胀满不舒服，不敢吃凉的，稍微吃饭不注意、吃点凉的就腹痛、肠鸣、拉肚子，同时伴有面色萎黄，身困乏力等，就可判断为脾胃虚弱、脾阳不振引起的肠胃不舒服。

治疗则应从补益脾胃、祛除虚寒入手，恒守补脾运中，使脾胃阳气振发，斡旋升运，标本兼顾，缓图以功。我治疗脾胃虚弱、脾阳不振引起的肠胃不舒服，腹痛、肠鸣、拉肚子，通常是用加减参苓白术汤，一般服用2~3剂腹痛、

肠鸣就能消失，拉肚子的情况明显好转，再服 7~10 天，大便一般都能恢复正常，诸多不适的感觉完全消失，之后改用中成药参苓白术丸，继续巩固治疗 3~4 周，对防止复发有肯定的作用。

小贴士

引起腹部胀满不舒服，腹痛、肠鸣、拉肚子的原因多种多样，并不是仅仅脾胃虚弱、脾阳不振那么简单，比如慢性结肠炎、结肠癌等，也都可以表现为腹部胀满不舒服，腹痛、肠鸣、拉肚子，大凡遇到腹痛、肠鸣、拉肚子，应当及时到医院就诊，必要时还需检查大便、结肠镜等，以免耽误病情。

调养小妙招

肠胃不适怕吃凉，重视调养与预防。针对脾胃虚弱、脾阳不振引起的经常肠胃不舒服，怕吃凉等症状，其重点应放在预防上，平时注意防寒保暖，养成良好的饮食习惯，尽量不吃生冷之食物，适当多吃诸如生姜、山药、薏苡仁、白扁豆、小米等具有健脾祛湿、温中养胃作用的食物，是预防肠胃不舒服和腹痛、肠鸣、拉肚子发生行之有效的方法。

对于不愿服用中药汤剂者，我通常是给予附子理中丸，服 5~7 日，待腹痛、肠鸣消失，大便恢复正常后，改用中成药参苓白术丸继续调理，其效果也不错。当然，平时艾灸脾俞、中脘、足三里穴，服食糯米及以糯米为主要原料制成的食疗方，坚持练习改善胃肠功能操等，也都是预防和调养脾胃虚弱、脾阳不振引起的肠胃不舒服的可靠方法。

1 养成良好的饮食习惯

吃饭不注意、吃凉的是引起腹痛、肠鸣、拉肚子的直接原因，重视饮食调养，养成良好的饮食习惯，尽量不吃凉的，对改善脾胃功能，预防腹痛、肠鸣、拉肚子大有好处。

要做到合理饮食，科学进餐，必须纠正不良的饮食习惯。每天三餐都要定时定量，不要吃得太饱、太急，细嚼慢咽才能养胃，也不要吃得太少，以七八分饱为宜。在食物的选择上，不仅要营养丰富，还要易于消化，要注意养胃，避免伤胃，饮食以清淡、易消化、少油腻为主，应注意选择温、软之食物，忌食生冷之食物，可适当多吃诸如生姜、山药、薏苡仁、白扁豆、小米等具有健脾祛湿、温中养胃作用的食物，而辛辣刺激性食物、过烫过冷的食物、肥甘油腻之食物、坚硬粗糙的食物、韧性难消化食物、易引起胀气的食物以及变质不洁等容易伤及肠胃的食物，都要注意避免食用。另外，也可在医生或营养师的指导下选用具有补益脾胃、祛除虚寒作用的药膳进行调养。

2 选用中成药附子理中丸、参苓白术丸

选用中成药调治脾胃虚弱、脾阳不振引起的肠胃不舒服，应根据不同的情况灵活变通。在吃饭不注意、吃凉的致使腹痛、肠鸣、拉肚子发作时，宜选择附子理中丸，以温中健脾、止痛止泻；经治疗腹痛、肠鸣消失，拉肚子的情况明显改善，表现为食欲不佳，腹部胀满不适，大便次数多、稀溏不成形时，则宜选取参苓白术丸，以健脾益气、渗湿止泻，缓图以功，调整胃肠功能，巩固疗效，预防复发。

附子理中丸

【组成】制附子、党参、炒白术、干姜、甘草。

【功效主治】温中健脾，止痛止泻。用于脾胃虚弱，脾阳不振，阴寒内盛之脘腹冷痛，食少满闷，肢冷便溏，呕吐泄泻。

【用法用量】每次 8~12 丸，每日 3 次，温开水送服。

【注意事项】孕妇慎用；对本品过敏者禁用；过敏体质者慎用；不适用于急性肠胃炎泄泻兼有大便不畅、肛门灼热者；本品含有附子，服药后如有血压升高、头痛、心悸等症状，应立即停药，去医院就诊。

参苓白术丸

【组成】人参、茯苓、白术、山药、白扁豆、莲子、薏苡仁、砂仁、桔梗、甘草。

【功效主治】健脾益气，渗湿止泻。用于脾胃虚弱，体倦乏力，食少便溏，或吐或泻，形体消瘦，胸脘闷胀，面色萎黄等。

【用法用量】每次 1 袋（每袋重 6 克），每日 3 次，温开水送服。

【注意事项】宜饭前或进食时服用；不宜与感冒药同时服用；服药期间不宜喝茶和吃萝卜；泄泻兼有大便不通畅、肛门有下坠感者忌服。

3 艾灸脾俞、中脘、足三里穴

坚持艾灸脾俞、中脘、足三里穴，具有很好的补中益气、强健脾胃、补虚祛寒、改善肠胃功能之作用，是预防调养脾胃虚弱、脾阳不振引起的肠胃不适的好办法。

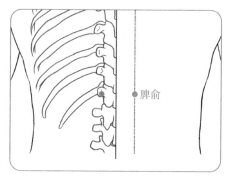

脾俞

脾俞穴位于后背第 11 胸椎棘突下旁开 1.5 寸处，具有健脾益气、和胃止痛、升清利湿、化湿助运、解除肢体疲乏无力和背部酸痛不适等多种功效，经常刺激脾俞穴可提升脾的功能，对脾胃虚弱、脾阳不振引起的食欲不振，胃肠不适者来说，艾灸脾俞穴具有很好的治疗调养效果。

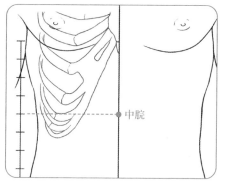

中脘

中脘位于上腹部，在肚脐上 4 寸处，具有强健脾胃，补益中气，以及和胃气、化湿滞、理中焦、调升降等多种作用，脾胃虚弱、胃胀胃痛、食欲不振、嗳气反酸、腹痛腹泻等，均可通过中脘穴来调养。经常艾灸中脘穴，对脾胃虚弱、脾阳不振引起的食欲不振，胃肠不适，也是十分有益的。

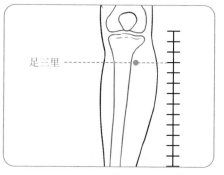

足三里

足三里穴位于小腿前外侧，髌韧带外侧凹陷直下 3 寸，胫骨与腓骨之间，胫骨前嵴外 1 横指处，是胃经的合穴，具有强壮作用，乃保健要穴，坚持艾灸足三里穴，可理脾胃、调气血、助消化、补虚弱、强肾气，具有温中散寒、健运脾阳、补肾益精、益气养血、扶正培元、防病健身、抗衰延年等多种作用，也很适合治疗调养脾胃虚弱、脾阳不振引起的诸多身体不适。

采取艾灸脾俞、中脘、足三里穴相结合的方法，发挥艾灸的温热作用和对上述穴位的刺激作用，以补益脾胃，祛除虚寒，增强体质，改善脾胃功能，对治疗脾胃虚弱、脾阳不振引起的经常腹部胀满不适，稍微吃饭不注意、吃点凉的就腹痛、肠鸣、拉肚子，避免其反复发作，具有很好的效果。艾灸治疗时，取艾条一只，将艾条的一端点燃，对准施灸的穴位处，在距皮肤 2~3 厘米处进行回旋移动熏灸，以施灸部位皮肤有温热舒适的感觉为度，通常每次每穴熏灸5~10 分钟，每日熏灸 1~2 次，宜长期坚持。

4 服食糯米及以糯米为主要原料制成的食疗方

糯米又称江米，其营养丰富，富含蛋白质、脂肪、糖类、钙、磷、铁、维生素 B_1、维生素 B_2、烟酸以及淀粉等多种营养成分，是不错的滋补食物。中医学认为，糯米味甘、性温，入脾、胃、肺经，具有补中益气、补虚养血、温补脾胃、止虚汗之功效，很适合脾胃虚寒所致的反胃、食欲减少、泄泻和气虚引起的汗出、气短乏力者食用。由于糯米对脾胃虚寒引起的食欲不佳、腹胀腹泻等有很好的缓解作用，所以古语有"糯米粥为温养胃气的妙品"之说。对脾胃虚弱、脾阳不振引起的肠胃不适者来说，适当多吃糯米确实有很好的调养作用，能改善胃肠功能，增进食欲，消除腹部胀满不舒服，避免出现腹痛、肠鸣、拉肚子。

糯米的功效多多，其食用方法也有很多种，即可取糯米适量直接煮成粥、饭食用，也可酿制成酒，或制成粽子、汤圆等各种小吃，还可与其他用料配合制成各种食疗粥。就调养脾胃虚弱、脾阳不振引起的肠胃不适来讲，宜选用下列食疗粥。

糯米茯苓粥

【组成】糯米 100 克，茯苓 50 克，大枣 5 枚。

【制法】先将糯米淘洗干净，用清水浸泡 2 小时，茯苓碾成细粉，大枣洗净、去核，之后把糯米倒入锅中，加入清水适量，煮至糯米将要熟烂时，加入茯苓粉及大枣，继续煮至糯米熟烂粥成即可。

【用法】每日 1 剂，分早、晚温热服食。

【功效】补益气血，健脾利湿，养胃祛寒，调整胃肠功能。

糯米枸杞粥

【组成】糯米 100 克，枸杞子 15 克，大枣 5 枚。

【制法】先将糯米淘洗干净，用清水浸泡 2 小时，枸杞子洗净，大枣洗净、去核，之后把糯米、枸杞子和大枣一同倒入锅中，加入清水适量，大火煮沸后，改用小火煮至糯米熟烂粥成即可。

【用法】每日 1 剂，分早、晚温热服食。

【功效】补益气血，健脾养胃，增强体质，改善消化功能。

小豆糯米桂圆粥

【组成】糯米、红小豆各 50 克，桂圆肉 20 克，冰糖适量。

【制法】先将红小豆、糯米淘洗干净，用清水浸泡 2 小时，之后一同倒入锅中，加入清水适量，煮至红小豆、糯米将要熟烂时，加入桂圆肉再煮 20 分钟，调入冰糖搅匀，使其完全溶化即成。

【用法】每日 1 剂，分早、晚温热服食。

【功效】补养气血，温补脾胃，健脾利湿。

糯米红枣桃仁粥

【组成】糯米 100 克，大枣 5 枚，核桃仁 15 克，冰糖适量。

【制法】先将糯米淘洗干净，用清水浸泡 2 小时，大枣洗净、去核，核桃仁碾碎，之后把糯米倒入锅中，加入清水适量，煮至糯米六成熟时，加入大枣、核桃仁，继续煮至糯米熟烂粥成，调入冰糖搅匀，使其完全溶化即成。

【用法】每日 1 剂，分早、晚温热服食。

【功效】补益气血，温暖脾胃。

糯米板栗大枣粥

【组成】糯米 100 克，板栗 50 克，大枣 5 枚。

【制法】先将糯米淘洗干净，用清水浸泡 2 小时，板栗煮熟后去壳、取板栗肉，大枣洗净、去核，之后把糯米倒入锅中，加入清水适量，煮至糯米六成熟时，加入大枣及碾碎的板栗肉，继续煮至糯米熟烂粥成即可。

【用法】每日 1 剂，分早、晚温热服食。

【功效】补益中气，健脾养胃，补肾强筋，调整胃肠功能。

老中医说 通常认为糯米不容易消化，要少吃，我们这里却说糯米有温补脾胃的作用，这看起来似乎有矛盾，其实并不矛盾。糯米与大米相比，糯米要比大米容易被消化吸收，糯米只要煮烂，适量食用是有益于脾胃的，但是冷的糯米饭、未煮软的糯米则不容易消化，要尽量避免食用。消化功能不好的人，如老年人、儿童，可以食用圆粒糯米，因为圆粒糯米比长粒糯米要好消化，当然也不能一次吃得太多。

小贴士

很多人不爱吃糯米，认为糯米不好消化，一吃就有被噎住的感觉。其实，与大米相比，糯米才更容易被消化吸收。糯米和大米的主要成分都是淀粉，但是糯米比大米含有的直链淀粉更少、支链淀粉更多，而通常支链淀粉被消化的效率比直链淀粉要高，因此糯米被消化的速度要比大米更胜一筹。

5 坚持练习改善胃肠功能操

改善胃肠功能操具有健脾和胃、改善胃肠功能之功效，对预防和调养脾胃虚弱、脾阳不振引起的肠胃不适有肯定的作用。如果因脾胃虚弱、脾阳不振而经常肠胃不适的话，不妨每日坚持练习，相信会使脾胃逐渐强健，胃肠功能得到改善。

（1）平卧，做腹式呼吸，口呼鼻吸，呼时收腹，吸时鼓腹，腹壁随呼吸而起伏，以助内脏运动。

（2）平卧，手臂向上伸直，然后分别向两侧下方拉开，最后收回。

（3）平卧，屈下肢，使足跟紧靠臀部，然后伸直，左右腿交替进行。

（4）平卧，用两肘关节着床，支撑上身重量，使胸部挺起。

（5）平卧，抬右腿（伸直），尽量使大腿和躯干成直角，再放下换左腿做，左右腿交替进行。

（6）平卧，屈双腿，做蹬自行车的动作。

（7）平卧，两手交叉置于脑后，两腿不动，缓慢坐起。

（8）平卧，屈右腿，使大腿尽量贴近腹部，再放下，左右腿交替进行。

以上每组动作每次做 5~10 遍，每日练习 2 次，于早晨和晚上进行，宜长期坚持。

口舌生疮心火旺，清心降火不能忘

主要表现

心火旺盛引起的口舌生疮，主要表现为口舌生疮，口腔黏膜及舌体可见黄白色溃烂点，周围黏膜鲜红，灼热疼痛，说话、进食时加重，可伴有心烦失眠、大便秘结等。

选方用药

清心降火汤（玄参、白芍、连翘、生地黄、麦冬、枸杞子各 12 克，当归、川芎、丹皮、知母各 10 克，栀子、黄连各 9 克，甘草 6 克）。每日 1 剂，水煎取汁，分早、晚 2 次服。

调养妙招

局部外用中成药，按揉劳宫、大陵穴，选用药膳，饮用药茶，练习八段锦之"摇头摆尾去心火"等。

我朋友冯某，今年 48 岁，是中学教师，前段时间因晋升职称的事不顺心，着急心焦，不知不觉上火了，不仅心烦急躁、睡眠差了，舌尖、舌边还出现了口疮，局部灼热疼痛，说话、进食时更是明显，找到我想调理一下。冯某这种情况完全是由于心火旺盛引起的，我让他调整好情绪，局部外用冰硼散，同时给他开了清心降火汤，让他每日 1 剂，水煎取汁，分早、晚 2 次服。治疗 1 周后，口疮好了，睡眠正常了，心烦急躁的情况也没有了。

中医学认为，"心开窍于舌"，舌为心之外候，又被称为"心之苗窍"，也就是说心上的问题往往会在舌上表现出来。如心的阳气不足，则舌质淡白胖嫩；心的阴血不足，则舌质红绛瘦瘪；心火上炎则舌红，甚至生疮；若心血瘀阻，则舌质暗紫或有瘀斑。所以，当舌尖、舌前缘及边缘有口疮的时候，往往是心火造成的。

在日常生活中，像冯某这样由于心火旺盛引起的口舌生疮，相当多见。中医学认为，口舌生疮的出现，一方面是外界气候干燥、炎热，导致心肺津液耗伤，引发心火上炎所致，另一方面则和思虑过度、心烦不安以及激烈的情绪刺激有关。此外，过量进食辛热食物、过度疲劳等也会诱发心火，引起口舌生疮。心火旺盛引起的口舌生疮，主要表现为口舌生疮，口腔黏膜及舌体可见黄白色溃烂点，周围黏膜鲜红，灼热疼痛，说话、进食时加重，同时可伴有心烦失眠、大便秘结等。

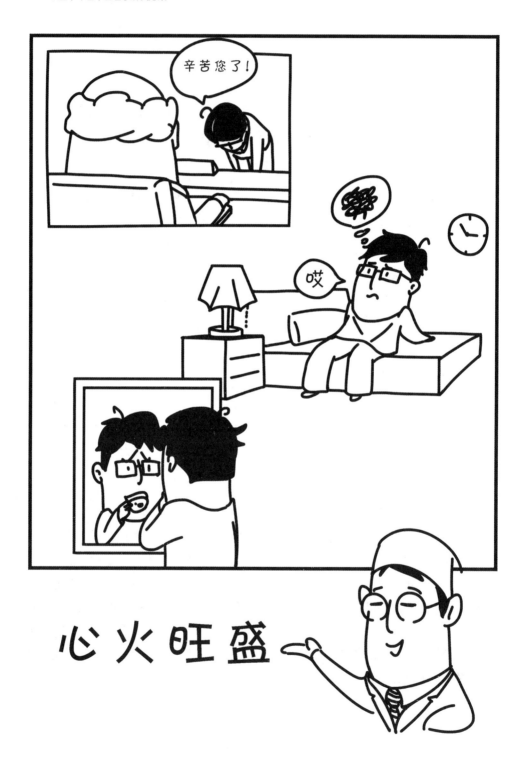

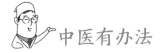中医有办法

口舌生疮心火旺，自我调养是时尚。调治心火旺盛引起的口舌生疮，当以清降心火为原则，从自我调养上下功夫。做到少想事、不生气，保持健康的心态和良好的情绪，调整饮食结构，以清淡易于消化的食物为主，尽量不吃辛辣、肥腻、刺激性食物，戒除吸烟饮酒，适当多吃一些具有辛凉泻火作用的食物，同时还应注意保持规律化的生活起居，保证充足有效的睡眠，不熬夜，通过上述调养，相当一部分口舌生疮者可以不用药而自愈。

如果用药物调治口舌生疮，内服中药我通常是选用清心降火汤，局部外用则一般选取诸如珍黛散、冰硼散、黏膜溃疡散之类的中成药。

清心降火汤

【组成】玄参、白芍、连翘、生地黄、麦冬、枸杞子各12克，当归、川芎、丹皮、知母各10克，栀子、黄连各9克，甘草6克。

【用法】每日1剂，水煎取汁，分早、晚2次服。

内服中药有很好的清降心火作用，是治本之策，有利于清除病根，局部外用可使药物的作用直达病所，有效缓解疼痛，促进口疮尽快愈合，内服中药与局部外用相配合，能发挥综合治疗的优势，提高临床疗效，此乃治疗口舌生疮最有效的方法。

调养小妙招

当然，我们还可通过按揉劳宫、大陵穴，选用苦瓜牡蛎、荸荠梨肉汤、槐花芹菜粥、银花甘草绿豆羹等药膳，饮用竹叶青茶、莲子清心茶、清心养心茶等药茶，以及练习八段锦之"摇头摆尾去心火"等方法进行自我调养。

1 局部外用中成药

局部外用中成药，可使药物的作用直达病所，迅速消除局部炎症，有效缓解口腔黏膜及舌面溃烂引起的疼痛，促进口疮尽快愈合，此乃调治口舌生疮的重要手段。

　　用于治疗口疮的局部外用中成药有很多，就调治心火旺盛引起的口舌生疮来说，可选用珍黛散、冰硼散、黏膜溃疡散、珍珠冰硼散、冰硼咽喉散等。

珍黛散

　　【组成】珍珠、牛黄、青黛、冰片、滑石。

　　【功效主治】清热解毒，消炎止痛，生肌收敛。用于口舌生疮，复发性口腔溃疡及疮疹性口腔炎。

　　【用法用量】外用，取少量，吹撒涂搽患处，每日3~4次。

　　【注意事项】忌食辛辣食物，口舌生疮属于气血亏虚者忌用。

冰硼散

　　【组成】冰片、硼砂、朱砂、玄明粉。

　　【功效主治】清热解毒，消肿止痛。用于咽喉疼痛，牙龈肿痛，口舌生疮。

　　【用法用量】外用，取少量，吹敷患处，每日数次。

　　【注意事项】忌食辛辣食物，虚寒性溃疡不宜用。

黏膜溃疡散

　　【组成】青黛、儿茶、冰片。

　　【功效主治】清热解毒，收敛止痛。用于热毒内盛所致的咽喉肿痛，口舌生疮，以及其他黏膜溃疡。

　　【用法用量】外用，取少量，涂搽或吹敷患处，每日数次。

　　【注意事项】忌烟酒及辛辣食物。

珍珠冰硼散

　　【组成】珍珠、朱砂、冰片、硼砂、玄明粉。

　　【功效主治】祛腐解毒，消炎止痛。用于口舌生疮，齿龈腐烂、肿痛，急慢性咽喉炎。

　　【用法用量】外用，取少量，吹涂患处，每日3次。

　　【注意事项】忌食辛辣食物，本品为外吹辅佐剂，病情严重时应兼顾内服药。

冰硼咽喉散

【组成】冰片、硼砂、玄明粉、青黛、生石膏。

【功效主治】清热解毒，消肿止痛。用于咽喉齿龈肿痛，口舌生疮。

【用法用量】外用，取少量，吹敷患处，每日 3~4 次。

【注意事项】忌食辛辣食物。

2 按揉劳宫、大陵穴

按摩也是调养心火旺盛引起的口舌生疮行之有效的方法，若因心火旺盛出现口舌生疮，可动动手指头，通过按揉劳宫、大陵穴进行自我调养。

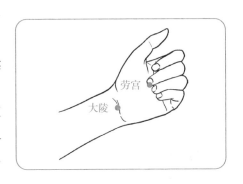

劳宫穴是手厥阴心包经的一个穴位，位于手掌心横纹中，第 2、3 掌骨之间偏于第 3 掌骨，握拳屈指的中指尖处。劳宫穴在五输穴中属所溜为"荥"（火），具有清心火、安心神等作用，常用于调理心火亢盛引起的失眠、烦躁、口疮、口臭、呕吐以及神经衰弱等。

心火旺盛引起的口舌生疮者可以尝试按揉劳宫穴，按揉时双手对擦，感觉到手心处微微发热时，用两手拇指互相按揉劳宫穴，以穴位处有酸痛感为佳。通常每次按揉 5 分钟左右，每日按揉 2 次，如能坚持按揉定能达到清心祛火，改善或消除烦躁、失眠、口臭等，促进口舌生疮逐渐减轻直至消失的目的。

大陵穴也是手厥阴心包经上的一个穴位，位于腕横纹的中央，当掌长肌腱与桡侧腕屈肌腱之间处。大陵穴为手厥阴心包经的"原"穴，是输送心包经元气的重要通道，有很强的清心泻火功效，通过按揉大陵穴，可有效缓解心火亢盛引起的心痛、心悸、失眠、胸痛、癫狂，也有助于调理心火旺盛引起的口舌生疮。按揉大陵穴时，宜用拇指沿顺时针方向按揉，通常每次按揉 5 分钟左右，以从手腕到肘部都有温和的通气感为佳，每日按揉 2 次。

对心火旺盛引起的口舌生疮者来说，一般将劳宫、大陵 2 个穴位配合应用，通过按揉，以达到较好的清降心火作用，促进口疮逐渐愈合。

3 选用药膳

用药膳调养心火旺盛引起的口舌生疮，当以清降心火为原则，可选用苦瓜牡蛎、荸荠梨肉汤、槐花芹菜粥、银花甘草绿豆羹等。

苦瓜牡蛎

【组成】苦瓜 450 克，牡蛎 150 克，葱花、植物油、食盐、湿淀粉各适量。

【制法】将苦瓜洗净，切成片；牡蛎洗净，用开水烫 10 分钟捞出。炒锅上旺火，放入植物油，烧热后投入葱花爆香，再下苦瓜片稍炒片刻，之后倒入适量清水，以中火烧至七成熟，加入牡蛎，继续煮至苦瓜和牡蛎熟透，用食盐调味、湿淀粉勾芡即可。

【用法】每日 1 次，佐餐食用。

荸荠梨肉汤

【组成】荸荠、雪梨、猪瘦肉各 100 克，食盐适量。

【制法】将荸荠、雪梨洗净，去皮；猪瘦肉洗净，切片。将荸荠、雪梨及肉片一同放入锅中，加入清水适量，武火煮沸后，改用文火慢炖至肉熟汤成，放入食盐调味即可。

【用法】每日 1~2 次，食肉、雪梨、荸荠，并饮汤。

槐花芹菜粥

【组成】槐花 20 克，芹菜、大米各 50 克，红糖适量。

【制法】把槐花、芹菜分别淘洗干净，烘干研为细末，备用。将大米淘洗干净放入锅中，加入清水适量，大火煮沸后，改用小火煮粥，至米熟粥将成时，加入槐花末、芹菜末和红糖搅匀，再稍煮片刻即可。

【用法】每日 1 次，作早餐食用。

银花甘草绿豆羹

【组成】金银花 30 克，绿豆 100 克，甘草 5 克。

【制法】将金银花、甘草水煎去渣取汁，再以药汁煮绿豆成羹即可。

【用法】每日 2 次，分早、晚佐餐食用。

4 饮用药茶

对心火旺盛引起的口舌生疮者来说，饮用下列具有清降心火作用的药茶，也有较好的调养效果。

竹叶青茶

【组成】竹叶青茶 1 茶匙，红糖或蜂蜜适量。

【制法】取 1 茶匙干燥的竹叶青茶放入茶杯中，用适量沸水冲泡，加盖焖10 分钟，再调入适量红糖或蜂蜜，搅匀即可。

【用法】每日 1 剂，频频饮用。

莲子清心茶

【组成】莲子 5 克，黄芩、麦冬、地骨皮、车前子、花茶各 2 克。

【制法】用 500 毫升清水煎煮莲子、黄芩、麦冬、地骨皮、车前子，煮沸10 分钟左右时，冲入花茶即可，也可不用花茶。

【用法】每日 1 剂，代茶饮用。

清心养心茶

【组成】淡竹叶 3 克，灯心草 1 克，蝉蜕 1~3 克，绿茶 0.5~1 克。

【制法】将淡竹叶、灯心草、蝉蜕分别洗净剪碎，之后与绿茶一同放入茶杯中，用适量沸水冲泡，加盖焖 10 分钟即可。

【用法】每日 1 剂，代茶饮用。

灯心竹叶茶

【组成】灯心草 5 克，鲜竹叶 30 克。

【制法】将灯心草、鲜竹叶分别洗净，加工成粗末，之后一同放入茶杯中，用适量开水冲泡，加盖焖 15 分钟即可。

【用法】每日 1 剂，代茶饮用。

5 练习八段锦之"摇头摆尾去心火"

在八段锦当中，有一节称之为"摇头摆尾去心火"，坚持练习这段动作，能补足肾经经气，让肾水上行，收敛心火，有效祛除心火，对调养心火旺盛引起的口舌生疮大有好处。

练习时，两脚分开与肩同宽，屈膝下蹲呈骑马势，两手张开，虎口向内，扶撑在大腿中部，挺胸抬头，做好预备姿势。之后按下面的动作练习：①左臂屈，臂肘屈徐徐向左尽量压下，头徐徐向左尽量弯曲，臀稍向右摆，右臂挺直，动作柔缓轻松。②顺势上体及头轻缓旋转，向后徐绕，臀部还原，两臂略直而松，助体后屈，动作柔缓。③上体及头从后屈绕向右下方弯曲，臀部向左摆，右臂屈，肘尖向右下压，左臂仍挺直，动作轻松柔缓。④上体及头从右屈绕向前方深屈，两臂屈，肘尖顶向前方，头抬略向前看。如上所述，反复进行，练习 15~30 遍，结束后再散步 3~5 分钟，活动四肢，按摩头面，使身体尽量放松。

需要注意的是，练习时一定要配合均匀的呼吸，呼吸时还可以适当延长呼气的时间，以更好地消除神经系统的兴奋，祛除心火，缓解因心火旺盛引起的口舌生疮等诸多身体不适。初学者做到动作协调、标准比较困难，最好在专业教练的指导下进行，以最大限度地使姿势与方法合乎标准。同时，练习"摇头摆尾去心火"不可能一蹴而就，只有持之以恒的坚持练习，才能达到祛病强身的目的。

小贴士

练习"摇头摆尾去心火"的动作要领特别强调姿势要正确，心情要平静，身体要放松，这当中放松是由内到外、由浅到深的锻炼过程，使形体、呼吸、意念轻松舒适无紧张之感，这样能够使头脑保持清醒，有助于缓解心火旺盛引起的诸多不适。

眼睛干涩肝血虚，首选加味补肝汤

主要表现

肝血亏虚引起的眼睛干涩不适，主要表现为眼睛疲劳，两眼干涩不适，视物不清，眼睛暗无光彩等。

选方用药

加味补肝汤（黑芝麻、当归、白芍、何首乌、枸杞子、熟地黄各12克，酸枣仁、鸡血藤各15克，决明子、楮实子各10克，川芎9克，炙甘草6克）。每日1剂，水煎取汁，分早、晚2次服。

调养妙招

动静法养眼，服用加味补肝丸，服食猪肝、黑芝麻及以猪肝、黑芝麻为主要原料制成的食疗方，饮用勿忘我花茶等。

前段时间参加一个聚会，吃饭时，我从事文秘工作的一位朋友两眼紧盯着爆炒猪肝这道菜，吃得很香。问其原因，他说这半年来由于写东西看电脑太多，现在总觉得眼睛疲劳，两眼干涩不舒服，看东西也有点模糊，同时还有头晕、周身疲乏的感觉，听说这是由于操心、用眼过度，导致肝血亏虚造成的，吃猪肝能补肝血、明目，所以就想多吃点，希望能改善眼睛干涩不舒服的症状。这位朋友说得没错，眼睛干涩绝大多数都是由于肝血亏虚造成的，调养肝血是正道，吃猪肝是常用的补养肝血的方法之一。我让他服用具有调补肝血、养肝明目作用的加味补肝汤。经2个多月的治疗调养，他眼睛感觉舒服了，看东西较以前清楚了，头晕没有再出现，精神也好了。

眼睛是心灵的窗户，眼睛的问题可以说和人体的五脏六腑都有关系，但最密切的是肝。因为眼睛看东西，全是凭气血的濡养，而"肝开窍于目"，肝具有主藏血和调畅气机的功能。《素问·五脏生成篇》载曰："肝受血而能视。"《灵枢·脉度》载曰："肝气通于目，肝和则目能辨五色矣。"也就是说眼睛必须有赖于肝气之疏泄和肝血的营养，才能发挥其正常的生理功能。肝血充足，肝疏泄功能正常，则气血可顺利上行到眼睛，发挥滋养作用，心灵的窗户眼睛才能明亮、看清楚东西；如若肝血不足，不能濡养眼睛，眼睛就会失其所养，出现眼睛疲劳，两眼干涩，视物不清，眼睛暗无光彩，甚至成为夜盲等。

久视伤肝血，如果用眼过度，比如长时间看电脑、看书、写东西等，都

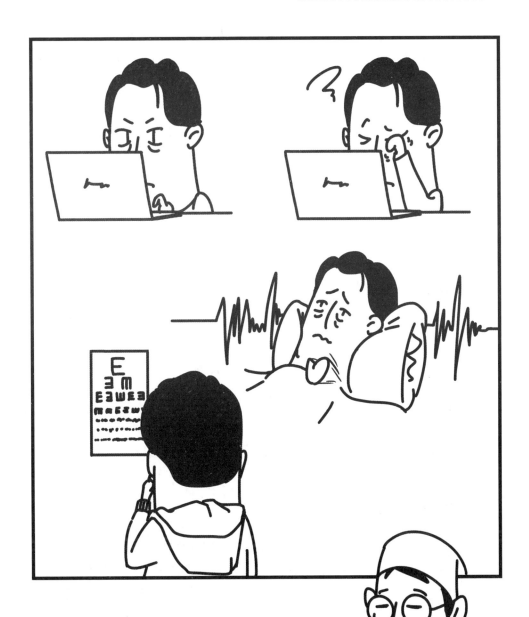

肝血亏虚

会暗耗肝血，眼睛过于劳累，这实际上就是在透支肝血，时间长了致使肝血亏虚，不可避免地会出现眼睛干涩、视物不清等。每天长时间使用电脑的人当中，有相当一部分人会出现眼部不适、视力下降，经常坐在电脑前的上班族容易近视、患眼部疾病，就是这个道理。

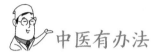 中医有办法

若想眼睛好，就要注意呵护肝脏，维持肝藏血、舒畅全身气血的功能。要解决眼睛干涩不适，还得从源头上调节，从补养肝血上下功夫。当然，肝藏血，肾藏精，精血互生，"肝肾同源"，肾精和肝血是可以互相转化的，肝血不足者，必有肾精亏虚，肾精亏虚者，势必肝血亦虚，在补养肝血时，还需注意补肾养精，方能取得好的效果。

眼睛干涩肝血虚，首选加味补肝汤。我治疗调养肝血亏虚所致的眼睛干涩不适，通常是选用加味补肝汤，以调补肝血，养肝明目。

加味补肝汤

【组成】黑芝麻、当归、白芍、何首乌、枸杞子、熟地黄各12克，酸枣仁、鸡血藤15克，决明子、楮实子各10克，川芎9克，炙甘草各6克。

【用法】每日1剂，水煎取汁，分早、晚2次服。

调养小妙招

对肝血亏虚所致的眼睛干涩不适者来说，除应用加味补肝汤治疗外，做到科学用眼，运用动静法养眼，服用加味补肝丸，服食猪肝、黑芝麻及以猪肝、黑芝麻为主要原料制成的食疗方，饮用勿忘我花茶等，也都是不错的自我调养方法。

1 动静法养眼

中医学认为，动养肝气，静养肝血，肝一动一静，维持自身的阴阳平衡，眼睛有赖于肝气之疏泄和肝血之滋养才能发挥正常的功能。气为阳，血为阴，动生阳，静生阴，所以我们养眼也宜在动静之间，一动一静，促进眼部的气血

循环，眼睛干涩不适才不至于出现，眼疾才难以发生。

《养生四要》中载曰："目者，神之舍也，目宜常瞑，瞑则不昏。"静生阴，血属阴，养阴以生血，因此我们在看书阅读和上网的过程中，应该隔10~20分钟闭目休息一下眼睛。闭目有两个好处，一是能养眼，使人眼睛不干涩；再一个是能养神，因为眼睛是肝神出窍的地方，闭目会使神内敛，不会耗散太过。《修龄要旨》中说："目宜常运"。《陆地仙经》中也说："运睛除眼翳"。眼睛不但宜静，同时还要多动，适当多动才不易发生眼疾。动生阳，气属阳，有了气的推动力，眼部的血液循环才能顺畅。当我们感觉眼睛疲劳时，有意识地远眺，看远处绿色的植物，闭目旋转眼球运睛，放松眼睛，或者按摩眼部周围，都有助于改善眼部气血循环，缓解眼睛疲劳，保护眼睛。

2 服用加味补肝丸

对于不愿服用中药汤剂或煎煮中药不方便的肝血亏虚所致眼睛干涩不适的朋友，我常将加味补肝汤变换剂型制成蜜丸，每次9克，每日2次，用温开水送服，缓图以功，不仅方便经济，眼睛干涩不适的朋友也乐于接受，同样能取得满意的疗效。加味补肝丸的制作方法很简单，把加味补肝汤中所用药物按相同的比例增加用量，经粉碎加工后，炼蜜为丸即成。

小贴士

眼干涩不舒服的治疗调养需要较长一段时间，有的甚至要长期坚持，煎煮服用中药汤剂多有不便，同时还味苦难咽，选用中成药，或将中药汤剂变换制成散剂、丸剂，这样较服用汤剂不仅花费少，而且方便多了。

3 服食猪肝及以猪肝为主要原料制成的食疗方

吃猪肝是补养肝血行之有效的方法。《随息居饮食谱》中说："猪肝明目，治诸血病。"中医有"以形补形"之说，动物肝脏都能够补益肝血，猪肝的补血本领是非常强的，是养肝明目的佳品。猪肝具有补肝养血、明目之功效，适宜于气血虚弱、面色萎黄、缺铁性贫血者，肝血不足所致的视物模糊不清、夜盲、眼干燥症者，癌症患者，放疗、化疗后需要调养者，以及常在电脑前工作、爱喝酒的人食用。

　　眼睛疲劳、两眼干涩不适者，宜适当多吃猪肝。需要注意的是，在制作猪肝时一定要先去毒，炒猪肝不要一味求嫩，否则既不能有效去毒，又不能杀死病菌、寄生虫卵，容易给食用者身体造成危害。由于猪肝中有毒的血液是分散存留在数以万计的肝血窦中，因此买回猪肝后要在自来水龙头下冲洗一下，然后置于盆内浸泡 1~2 小时以消除残血，注意水要完全浸没猪肝，并反复冲洗。若急于烹饪猪肝，则可视其大小切成 4~6 块，置盆中轻轻抓洗一下，然后盛入网篮中在自来水下冲洗干净即可。

　　以猪肝为主要食材制作而成的适宜于调养肝血亏虚所致的眼睛干涩不适、视物模糊的食疗方有很多，较常食的有熘肝尖、爆炒猪肝、菠菜猪肝汤、青菜猪肝汤、韭菜炒猪肝等，下面简要介绍其制作方法。

熘肝尖

　　【组成】新鲜猪肝 250 克，胡萝卜半根，青椒 1 个，水发木耳、生姜、大葱、食盐、植物油、生抽、白糖、食醋、味精、淀粉、料酒各适量。

　　【制法】先将大葱、生姜洗净切成末，木耳洗净掰成小朵，青椒、胡萝卜洗净切成片，胡萝卜片用开水焯一下，猪肝洗净切成薄片，然后用开水焯一下，变色后捞出。炒锅上旺火，加入植物油，烧热后爆香生姜和葱末，依次加入胡萝卜、青椒和木耳，大火翻炒两分钟，烹入料酒、生抽、白糖、食醋拌匀，加入焯水的猪肝大火翻炒 2 分钟，调入适量食盐和味精调味，淋入勾好的薄芡，待汤汁黏稠即可。

爆炒猪肝

　　【组成】新鲜猪肝 250 克，胡萝卜、黄瓜、料酒、食盐、酱油、葱、姜、蒜各适量。

　　【制法】先将猪肝用水冲洗，冲洗时不停地狠狠拍打猪肝，直到冲洗干净为止，再将猪肝切成片状，用料酒、酱油腌 15 分钟左右，胡萝卜、葱、姜、蒜分别洗净切成片，黄瓜洗净切成小细条。接着炒葱、姜、蒜和胡萝卜，至胡萝卜变软变金黄，放入猪肝片、食盐，大火不停地翻炒 3~5 分钟，再放入黄瓜条稍炒片刻，加入鸡精出锅即成。

菠菜猪肝汤

【组成】新鲜猪肝 100 克，菠菜 150 克，淀粉、生姜、食盐、味精、植物油各适量。

【制法】先将猪肝洗净，之后把猪肝切成薄片状，用水焯一下，放入淀粉，搅拌均匀，再加入少量清水抖匀，腌大概 10 分钟，把菠菜洗净切成段状。锅中放入适量清水，酌加生姜末、植物油、食盐，大火煮沸后，放入猪肝片、菠菜段，继续煮至猪肝熟透后，酌加味精调味即可。

青菜猪肝汤

【组成】新鲜猪肝 200 克，青菜 180 克，草菇、枸杞子、生姜、花生油、清汤、食盐、味精、白糖、胡椒粉、湿生粉各适量。

【制法】先将猪肝洗净切成薄片，加湿生粉腌好；青菜洗净切段；鲜草菇洗净切片；枸杞子洗净泡透；生姜去皮切成小薄片。炒锅上旺火，加入花生油，待油热时放入生姜片、草菇片炒香，注入清汤，用中火烧开，下青菜，待青菜快熟透时，放入猪肝片、枸杞子，调入食盐、味精、白糖、胡椒粉，用大火烧沸 3~5 分钟即可。

韭菜炒猪肝

【组成】新鲜猪肝 250 克，韭菜 100 克，植物油、食盐、黄酒、干淀粉、味精各适量。

【制法】先将韭菜洗净，沥干水分，切成小段；猪肝洗净去筋膜，切成薄片，放在淡盐水中浸泡半小时，反复换水至水变清后捞出放入盆中，加黄酒、食盐、干淀粉抓匀，腌制 5 分钟。炒锅上旺火，加植物油，烧热后倒入猪肝，用大火快炒至猪肝片挺起饱满，再放入韭菜，继续炒到韭菜变软，加少许食盐和味精，翻炒均匀即可。

小贴士

猪肝是猪体内最大的毒物中转站和解毒器官，各种有毒的代谢产物和混入食料中的某些有毒物质如农药等，都会聚集在肝脏中，并被它解毒、排泄，所以在制作猪肝时一定要注意先去毒，炒猪肝不要一味求嫩。

4 服食黑芝麻及以黑芝麻为主要原料制成的食疗方

在前面介绍的加味补肝汤中，用有黑芝麻。黑芝麻为芝麻科一年生草本植物芝麻的成熟种子，是药食两用之品。黑芝麻具有补肝肾、益精血、润肠燥以及乌发美容等多种功效，为补益肝肾、滋养精血的良药，也是最常用的保健和美容食品，适用于治疗调养肝肾精血不足所致的头晕耳鸣、视物昏花、失眠健忘、须发早白、脱发、腰膝酸软、步履艰难、肠燥便秘等。黑芝麻具有保健功效，一方面是因为含有优质蛋白质和丰富的矿物质，另一方面是因为含有丰富的不饱和脂肪酸、维生素 E 和珍贵的芝麻素及黑色素。黑芝麻是中老年人习惯性便秘者最常用的润肠通便食物，也是肝血亏虚所致眼睛干涩不适、视物昏花者不可多得的食疗佳品，宜常吃多吃。

黑芝麻的功效很多，其食用方法也有多种，下面介绍几则日常生活中较常用者，若感兴趣的话，不妨有选择地尝试一下。

黑芝麻枣粥

【组成】黑芝麻 30 克，大枣 5 枚，大米 100 克，红糖适量。

【制法】先将黑芝麻洗净炒熟研碎，大枣洗净去核，之后与淘洗干净的大米一同放入锅中，加入清水适量，大火煮沸后，改用小火慢煮至米熟粥成，再加入红糖调味即可。

【用法】每日 1 剂，温热服食。

老中医说 此粥芳香扑鼻，甜润可口，具有补肝肾、益精血、乌头发、养眼目之功效。

芝麻杏仁蜜

【组成】黑芝麻 500 克，甜杏仁 100 克，白糖、蜂蜜各 120 克。

【制法】先将黑芝麻洗净炒熟，与洗净的甜杏仁一同捣烂成泥，再与白糖、蜂蜜充分搅拌，之后置于瓷盆内，上锅隔水蒸 2 小时，离火、冷却即成。

【用法】每次 2~4 小匙，每日 2 次，温开水送服。

老中医说 此食疗方具有补益肝肾、益精养血、润肺止咳之功效，尤其适合慢性咳喘者食用。

黑芝麻蜜糕

【组成】黑芝麻 100 克，蜂蜜 150 克，玉米粉 200 克，小麦粉 500 克，鸡蛋 2 个，发酵粉适量。

【制法】先将黑芝麻洗净炒熟、研碎，之后与玉米粉、小麦粉、鸡蛋液、蜂蜜、发酵粉充分混合，加适量清水和成面团，待面团发开时，制成小圆糕状，上屉蒸熟即成。

【用法】每次适量，每日 2 次，当主食食用。

老中医说 此食疗方具有补肝肾、益精血、养脾胃、疗虚损等作用。

芝麻桑椹糊

【组成】黑芝麻、桑椹各 60 克，大米 100 克，白糖适量。

【制法】先将黑芝麻洗净炒熟，桑椹洗净，大米洗净粉碎、加清水制成米浆，之后把黑芝麻、桑椹一同放入石钵中捣成泥，倒入砂锅中，加入清水适量，煮沸后放入白糖，再将米浆缓缓调入，继续煮成糊状即可。

【用法】每日 1 剂，温热服食。

老中医说 此食疗方具有补肝肾、养精血、润五脏、祛风湿、疗虚损之功效，很适合病后体虚、肝肾亏虚、须发早白、眼睛干涩不适以及头晕者食用。

5 饮用勿忘我花茶

勿忘我又名勿忘草、补血草，是紫草科勿忘草植物，其花虽然没有婀娜之姿，但是因其花名有"莫相忘"之意，为此深受人们的喜欢。勿忘我花中富含维生素 C，有促进机体新陈代谢、延缓细胞衰老、提高免疫力的作用。中医学认为，勿忘我花性味甘、寒，入肝、脾、肾经，能养肝明目，滋养脾胃，养阴补肾，补血养血，扶护养颜。

勿忘我花能养肝明目，又能补血强身，还能补肾延年，为此建议大家经常用其泡茶喝，尤其是经常凝视电脑、用眼过度者，视力模糊者，两眼干涩不适者，非常适合饮用勿忘我花茶。日常生活中，通常是将勿忘我花与具有独特保健价值的绿茶搭配，组成勿忘我花茶，其味道更清新，自我保健养眼作用也大为提高。

勿忘我花茶

【组成】勿忘我花 5 朵，绿茶 1 茶匙，蜂蜜少许。

【制法】将勿忘我花与绿茶一同放入茶壶中，加入适量沸水冲泡，加盖焖 3~5 分钟，让勿忘我花入味后，再加入蜂蜜搅匀即可饮用。

【用法】每日 1 剂，代茶饮用。

自汗怕风很常见，补肺固卫是关键

主要表现

肺气不足、卫表不固引起的自汗怕风，主要表现为不知不觉中汗出，稍微劳累则加重，同时伴有怕风、容易感冒、面色苍白少华、体倦乏力。

选方用药

加味玉屏风散（黄芪、牡蛎各 24 克，浮小麦 30 克，党参、茯苓、白术各 15 克，防风、白芍、麦冬、陈皮、建曲、五味子各 12 克，甘草 6 克）。每日 1 剂，大枣 5 枚为引，水煎取汁，分早、晚 2 次服。

调养妙招

服用中成药玉屏风颗粒、虚汗停颗粒，选用中药黄芪，选取中药单方，药物贴敷，练习祛病健身早操等。

张先生今年 36 岁，身体本来就不太好，很容易感冒，自从 2 个月前因感冒服用维 C 银翘片、速效伤风胶囊后，不仅更容易感冒了，还出现了自汗怕风，常常是不知不觉中汗就出来了，稍微有一点风吹就感觉身体不舒服，甚至感冒了，同时还感到体倦乏力、没有精神，饮食也差了。到医院检查过血常规、胸部 X 线片等，都没有发现明显异常，找到我想服中药调理一下。张先生这种情况本来肺气就不足，抵抗能力较弱，加之感冒时同时服用具有发汗解表作用的维 C 银翘片和速效伤风胶囊，发汗、宣散太过，更伤肺卫，导致肺气不足，卫表不固，肌表疏松，出现自汗怕风、容易感冒就不难理解了。

　　基于以上考虑，我让张先生做到生活起居有规律，注意休息、避免劳累，在此基础上给予加味玉屏风散，让他每日 1 剂，以大枣 5 枚为引，水煎取汁，分早、晚 2 次服。就这样服用中药 10 天后，身体轻松有劲了，自汗的情况不太明显了，也不再怕风了。守方继续服用 3 周，人有精神了，体倦乏力的感觉没有了，自汗怕风完全消失了。3 个月后再见到他，自述一切如常人，也没有再出现感冒。

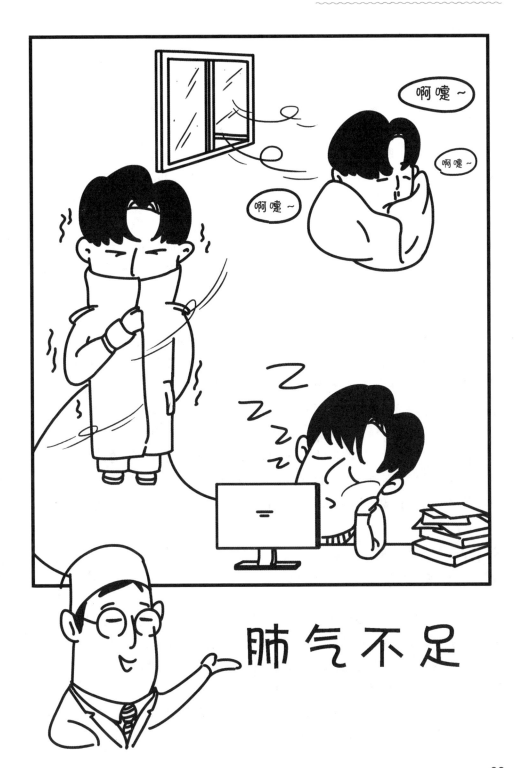

汗液为人体津液的一种，出汗有生理性和病理性的不同，正常的出汗，是人体的生理现象，在天气炎热、穿衣过厚、饮用热汤、情绪激动、劳动奔走等情况下，出汗量增加，此属正常现象。《明医指掌》中有"夫自汗者，朝夕汗自出也"的论述，如果不因外界环境因素的影响，而白天时时汗出，动辄益甚者，称为自汗，这是由于机体腠理不固，而致汗液外泄失常的病证。

中医学认为，肺主气、司呼吸，主宣发和肃降，在体合皮，其华在毛。皮毛包括皮肤、汗腺、毫毛等，是一身之表，依赖于卫气和津液的温养和润泽，成为抵御外邪侵袭的屏障。由于肺主气属卫，具有宣发卫气，输送精微于皮毛等生理功能，故《素问·五脏生成篇》有"肺之合皮也，其荣毛也"的说法。肺的生理功能正常，皮毛得到正常的充养和滋润，则皮肤致密，毫毛光泽，抵御外邪侵袭的能力也较强；反之，肺气不足，宣发卫气和输送精微、津液于皮毛的功能减弱，则卫表不固，抵御外邪侵袭的能力就低下，不可避免地出现多汗、自汗、怕风，并且容易感冒。

自汗怕风、容易感冒者，是身体虚弱最常见的表现，当然也可以说是一种亚健康从中医的角度来说绝大多数是肺气不足、卫表不固引起的。这些人主要表现为不知不觉中汗出，稍微劳累则加重，同时伴有怕风，容易感冒，面色苍白少华，体倦乏力等。肺气亏虚，肌表疏松，表卫不固，则自汗出、怕风，且易于感冒；动则耗气，气不摄汗，故汗出益甚；面色苍白少华，体倦乏力也为气虚之象。如果检查这些人的舌苔、脉象的话，通常舌质是淡的，苔是薄少的，脉是细弱的。判断是不是肺气不足、卫表不固，是根据发病的经过、主要表现以及舌象、脉象来确定的，只要有上述症状表现，就可以判断为肺气不足、卫表不固。

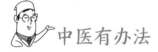

中医有办法

自汗怕风很常见，补肺固卫是关键。对肺气不足、卫表不固引起的自汗怕风，容易感冒，其治疗调养应当从补肺气、固卫表上下功夫，采取切实可行的措施，使肺气充足，卫表强健，疏松的肌表得以巩固，抵御外邪侵袭的能力增强了，自汗怕风的毛病自然就好转，也就不容易感冒了。

加味玉屏风散是我调治肺气不足、卫表不固引起的自汗怕风的经验方，是在固表止汗方剂玉屏风散的基础加味而来的。

加味玉屏风散

【组成】黄芪、牡蛎各 24 克，浮小麦 30 克，党参、茯苓、白术各 15 克，防风、白芍、麦冬、陈皮、建曲、五味子各 12 克，甘草 6 克。

【用法】每日 1 剂，大枣 5 枚为引，水煎取汁，分早、晚 2 次服。

【方解】方中黄芪、白术、防风取玉屏风散之意，以益气固表止汗，预防感冒；党参、白术、茯苓、甘草取四君子汤之意，以益气补中，健脾养胃，扶助正气；浮小麦、牡蛎固表止汗；麦冬、五味子、白芍养阴敛汗；陈皮、建曲理气健脾和中，补益后天，以使气血生化有源；更以大枣为引，益气和中补虚。上药配合，益气补虚，固护肺卫，养阴敛汗，使肺气不虚，卫表强健，则自汗怕风、容易感冒之情况自可逐渐消除。

老中医说 引起自汗怕风的原因并不是仅仅肺气不足、卫表不固那么简单。我曾遇一位 56 岁的患者，平素身体较瘦弱，近半年来常常是不知不觉中汗就出来了，而且总有怕风的感觉，稍微有一点风吹就感觉身体不舒服，甚至感冒了，同时还伴有心悸失眠、体倦乏力等，自己购买服用过虚汗停颗粒，也用过谷维素、刺五加片、天王补心丹等调治，都没有明显效果，后来找到我，经检查其不仅患有甲状腺功能亢进，同时心脏也出现了问题，经住院治疗半个月，才逐渐稳定好转出院。

小贴士

引起自汗怕风的原因是多种多样的，并不仅仅肺气不足、卫表不固那么简单，自汗怕风即可单独出现，也常伴见于其他疾病中，比如甲状腺功能亢进、风湿热、自主神经功能紊乱等，都可出现自汗怕风，我们切不可一见自汗怕风就认为是肺气不足、卫表不固，一定要先找医生咨询诊治，以免耽误病情。

👍 调养小妙招

肺气不足、卫表不固引起的自汗怕风，关键在于预防。保持规律化的生活起居，避免过度劳累，加强体育锻炼以增强体质，注意调肺养肺，防止出现肺气不足、卫表不固，不仅是治疗调养自汗怕风的重要手段，同时也是预防自汗怕风发生行之有效的方法。调治肺气不足、卫表不固引起的自汗怕风，服用加味玉屏风散、选用具有补气益卫固表作用的中药黄芪，以及服用中成药玉屏风颗粒、虚汗停颗粒等，都有较好的疗效，同时也可选取中药单方、药物贴敷进行调治，当然也可通过练习祛病健身早操进行预防调养。

1 服用中成药玉屏风颗粒、虚汗停颗粒

中成药玉屏风颗粒、虚汗停颗粒均有较好的益气补虚、固护肺卫作用，调治肺气不足、卫表不固引起的自汗怕风有一定疗效，现将其药物组成、功效主治、用法用量、注意事项分别介绍如下，以供选用。

玉屏风颗粒

【组成】黄芪、炒白术、防风。

【功效主治】益气，固表，止汗。用于表虚不固，自汗恶风，面色㿠白，及体虚易感冒者。

【用法用量】每次1袋（每袋重5克），每日3次，饭前开水冲服。

【注意事项】忌食油腻食物；对本品过敏者禁用；过敏体质者慎用；服药期间症状无改善或症状加重者应立即停药并到医院就诊。

虚汗停颗粒

【组成】黄芪、浮小麦、大枣、糯稻根、煅牡蛎。

【功效主治】益气养阴，固表敛汗。用于气阴不足之自汗，盗汗。

【用法用量】每次1袋（每袋重10克），每日3次，饭前开水冲服。

【注意事项】忌食辛辣、生冷、油腻食物；糖尿病患者禁用；感冒发热患者不宜服用；对本品过敏者禁用；过敏体质者慎用；高血压、心脏病、肝病、肾病等慢性病患者应在医生指导下服用。

2 选用中药黄芪

不论是前面介绍的治疗肺气不足、卫表不固引起的自汗怕风的经验方加味玉屏风散，还是中成药玉屏风颗粒、虚汗停颗粒，其药物组成中都用有黄芪。中药黄芪为补气药的代表，具有很好的补气益卫固表作用，也是调治体虚自汗

怕风的良药。

黄芪为豆科多年生草本植物蒙古黄芪或荚膜黄芪的根，中医认为其味甘，性微温，具有补气升阳、益卫固表、利水消肿、托疮生肌等作用。黄芪擅长补中益气，适用于脾胃气虚证及中气下陷证，凡脾虚气短、食少便溏、倦怠乏力以及脾阳不升、中气下陷之久泻脱肛、内脏下垂等，均可应用。黄芪能补肺气、益卫气以固表止汗，所以也常用于肺气虚及表虚自汗、气虚外感诸证。根据黄芪补气利尿消肿之功效，也用于气虚水湿失运之水肿、小便不利。此外，黄芪还用于气血不足、疮疡内陷脓成不溃或溃久不敛，以及气虚血亏的面色萎黄、神倦脉虚，气虚不能摄血的便血、崩漏，气虚血滞不行的痹痛、肢体麻木或半身不遂，气虚津亏的消渴等病证。

黄芪是最常用的中药之一，乃补气药的代表。黄芪用于调治肺气不足、肺卫不固引起的自汗怕风，最简单的方法是单独服用，其用法是每次取黄芪10~30克，水煎服。当然，若黄芪与白术、防风配合，此乃著名的益气固表止汗方剂玉屏风散，既可固表以止汗，又能实卫而御外邪，调治肺气不足之自汗怕风以及气虚感冒的效果更好。另外，还可以黄芪为主料制成食疗方调理肺气不足之自汗怕风，比如取黄芪30克、母鸡1只，组成滋补方黄芪炖母鸡，或用黄芪30克与100克小米配合，制成黄芪小米粥，都有很好的益气补虚、固表止汗作用。

3 选取中药单方

对肺气不足、卫表不固引起的自汗怕风者来说，也可选取下列具有益气补虚、养肺护卫、固表止汗作用的单方进行调理。

◎ 处方一

【组成】糯稻根100克，大枣6枚。

【用法】每日1剂，水煎服。

◎ 处方二

【组成】韭菜根100克，五味子10克。

【用法】每日1剂，水煎服。

◎ 处方三

【组成】黄芪24克，浮小麦15克，大枣5枚。

【用法】每日1剂，水煎服。

◎ 处方四

【组成】糯稻根 50 克，浮小麦 30 克，大枣 6 枚。

【用法】每日 1 剂，水煎服。

◎ 处方五

【组成】浮小麦 50 克，五味子 12 克，大枣 5 枚。

【用法】每日 1 剂，水煎服。

◎ 处方六

【组成】黄芪 50 克，黑豆 100 克，大枣 10 枚。

【用法】每日 1 剂，水煎，分早、晚 2 次，食黑豆、大枣并饮汤。

◎ 处方七

【组成】浮小麦 50 克，桂圆肉 5 粒，大枣 6 枚，甘草 10 克。

【用法】每日 1 剂，水煎，分早、晚 2 次，食桂圆肉、大枣并饮汤。

◎ 处方八

【组成】太子参、百合各 25 克，北沙参 20 克，饴糖 50 克。

【用法】将太子参、百合、北沙参水煎，去渣取汁，趁热放入饴糖，使其完全溶化，温服之。

◎ 处方九

【组成】羊肚 1 具，黄芪、黑豆各 50 克，食盐适量。

【用法】将洗净的羊肚与黄芪、黑豆、食盐一同放入锅中，加入清水适量，煮至羊肚及黑豆熟烂，分次食羊肚、黑豆并饮汤。

◎ 处方十

【组成】猪心 1 个，黄芪 24 克，党参 12 克，五味子 10 克，食盐适量。

【用法】将黄芪、党参、五味子纳入洗净的猪心中，之后把猪心放入锅中，加入清水适量，煮沸后放入食盐，继续煮至猪心熟透，吃肉饮汤。

4 药物贴敷

药物贴敷也是治疗调养自汗怕风行之有效的方法之一，适用于调治肺气不足、卫表不固引起的自汗怕风的药物贴敷方法有很多，下面介绍一些临床常用者，以供选用。

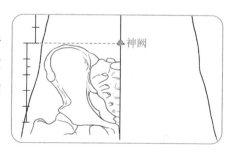
神阙

◎ 方法一

【组成】五倍子、黄芪各等份，食醋适量。

【用法】将五倍子、黄芪共研为细末，制成散剂，装瓶备用，用时取药末适量，用食醋调成糊状，敷于腹部肚脐之神阙穴，外用纱布覆盖，胶布固定。通常每日早、晚各换药 1 次，1 周为 1 个疗程。

◎ 方法二

【组成】何首乌、五味子、黄芪各等份，食醋适量。

【用法】将何首乌、五味子、黄芪共研为细末，制成散剂，装瓶备用，用时取药末适量，用食醋调成糊状，敷于腹部肚脐之神阙穴，外用纱布覆盖，胶布固定。通常每日早、晚各换药 1 次，1 周为 1 个疗程。

◎ 方法三

【组成】朱砂 5 克，五倍子 50 克，食醋适量。

【用法】将朱砂、五倍子共研为细末，制成散剂，装瓶备用，用时取药末 10 克，用食醋调成糊状，敷于腹部肚脐之神阙穴，外用纱布覆盖，胶布固定。通常每晚临睡前贴敷，次日早晨去掉，连用 5 日为 1 个疗程。

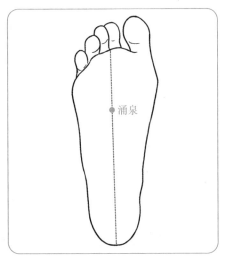

◎ 方法四

【组成】五倍子、郁金各等份，蜂蜜适量。

【用法】将五倍子、郁金共研为细末，制成散剂，装瓶备用，用时取药末适量，用蜂蜜调成糊状，分别贴敷于足底之涌泉、腹部肚脐之神阙以及胸部的灵墟穴上，外用纱布覆盖，胶布固定。通常每日换药 1 次，连用 7~10 日为 1 个疗程。

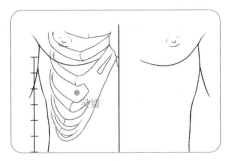

◎ 方法五

【组成】五倍子 30 克，桂枝 15 克，蜂蜜适量。

【用法】将五倍子、桂枝共研为细

末，制成散剂，装瓶备用，用时取药末
适量，用蜂蜜调成糊状，制成5分钱币
大小、0.5厘米厚的药饼，贴敷于背部的
肺俞穴上，外用纱布覆盖，胶布固定。
通常每晚临睡前贴敷，次日早晨去掉，
连用5日为1个疗程。

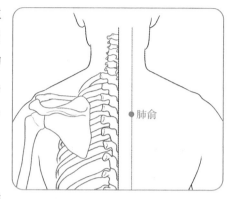

●肺俞

5 练习祛病健身早操

祛病健身早操分为举臂呼吸、屈膝
屈肘、摆动双手、屈膝屈髋、体肘侧屈、直立轻跳和便步行走7节。每日坚持
练习祛病健身早操，能解除精神紧张和身心疲劳，增强机体新陈代谢，改善心
肺功能，提高机体抗病能力，健体强身、延年益寿，对失眠、便秘、自汗、盗
汗、怕风、冠心病、肺气肿、神经衰弱、高血压、慢性支气管炎等多种慢性病
有较好的调养作用，肺气不足、卫表不固引起的自汗怕风者可根据自己的情况
坚持练习祛病健身早操，下面是具体练习方法。

举臂呼吸

【预备姿势】双脚平行站立，距离与肩同宽，双臂自然下垂于体侧，全身
放松。

【做法】双手侧平举，掌心向下，略抬头吸气；还原成预备姿势，呼气。
重复做以上动作4~6次。

屈膝屈肘

【预备姿势】双脚稍分开站立，双臂自然下垂于体侧，双眼平视前方。

【做法】略屈膝下蹲，同时双手经两侧屈肘，手指触肩；还原成预备姿势。
重复做以上动作4~6次，呼吸要均匀。

摆动双手

【预备姿势】双脚前后自然分立，双臂自然下垂，平视前方。

【做法】双手交替前后自然摆动2次，呼吸1次（手前举与肩同高，后摆
之后又回到与肩同高的位置，叫摆动1次）。先左脚在前，右脚在后，做4~6

次；然后右脚在前，左脚在后，重复做 4~6 次。摆动的节奏要慢。

屈膝屈髋

【预备姿势】仰卧或坐姿。

【做法】屈膝同时屈髋，呼气；还原成预备姿势，吸气。重复做以上动作 4~6 次。动作完毕，要静躺 1 分钟。

体肘侧屈

【预备姿势】双脚自然站立，双腿并拢，双臂自然下垂于体侧，全身放松。

【做法】身体右侧屈，右手沿右腿外侧下伸，同时侧屈左肘，左手提至左腋下，呼气；还原成预备姿势，吸气。左侧动作同右侧，但方向相反。重复做以上动作 4~6 次。注意身体侧屈时腿不要弯曲。

直立轻跳

【预备姿势】双脚平行站立，距离稍比肩窄，双手叉腰，平视前方。

【做法】原地轻跳，中等节奏，均匀呼吸，跳 10~12 次。

便步行走

【预备姿势】双脚自然站立，双臂自然下垂于体侧，全身放松。

【做法】便步行走 3~6 次，节奏要逐渐减慢，同时做均匀地呼吸。

小贴士

生命在于运动，运动锻炼的好处是显而易见的，然而经常有人抱怨工作忙，没有时间锻炼身体，其实很多运动锻炼方法不需要特殊的场地，也不会占用您过多的时间，随时随地都可练习。为了增强体质，为了远离罹患疾病之痛苦，为了您的身体健康，我们还是赶快行动起来坚持锻炼吧！

手足心热常见到，滋阴补肾很重要

主要表现

肾阴亏虚、虚火内生引起的手足心热，主要表现为手心、脚心发热，可伴有精神不振、腰膝酸软、心烦失眠等。

选方用药

加减知玄地黄汤（生地黄、熟地黄、柏子仁、山药、玄参、白芍各15克，枸杞子、知母、赤芍、地骨皮各12克，茯苓、丹皮、泽泻各9克，甘草6克）。每日1剂，水煎取汁，分早、晚2次温服。

调养妙招

选用中药石斛、女贞子，服用中成药六味地黄丸配合天王补心丹，按揉太溪、三阴交穴，饮用药茶，选取食疗方进行饮食调养等。

孙某今年 52 岁，近半年来总感觉手心、脚心发热，晚上睡觉时总想把手、脚放到被子外面，同时还伴有腰膝酸软无力、耳鸣健忘、心烦失眠。虽经多方检查，身体并没有发现什么明显异常。曾服用过清热泻火药、养血安神药等，始终没能见效。听朋友介绍说我用中药治疗过不少诸如手心、脚心发热者，特地找到我，想用中药调理一段时间。孙某这种情况从中医的角度来讲是阴虚生内热了，进一步说是由于肾阴亏虚、虚火内生造成的。我嘱咐他保持规律化的生活起居，注意饮食调养，少吃辛辣、肥腻、上火之食物，适当多吃清淡养阴清热之品，同时给他开了具有滋补肝肾、滋养阴血、清降虚火作用的加减知玄地黄汤（生地黄、熟地黄、柏子仁、山药、玄参、白芍各 15 克，枸杞子、知母、赤芍、地骨皮各 12 克，茯苓、丹皮、泽泻各 9 克，甘草 6 克），让他每日 1 剂，水煎取汁，分早、晚 2 次温服。如此守方加减调理近 1 个月，手足心热的情况没有了，耳鸣健忘的感觉减轻了，睡眠改善了，腰腿也觉得轻松了许多。

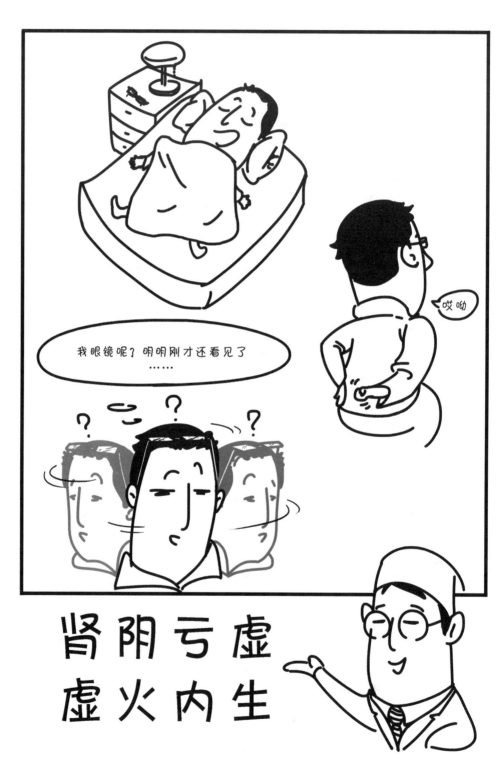

"我近段时间总感觉手心、脚心发热，是不是血热了啊？""我手心、脚心发热，可能是血热了，麻烦您给我开点治疗手足心发热的凉血药。"在门诊中，像这样咨询的、开药的，实在太多了。时常手心、脚心发热，心烦失眠，是人们最常出现的身体不适之一，不论是青少年，还是中老年人，都可以发生。人们似乎都有这样的认识——手足心热是血热，调治当用凉血药。其实，这样的看法是片面的。

记得 20 世纪 80 年代我刚上班时，也有"手足心热是血热、调治当用凉血药"的思维定式，一见手足心热就认为是血热，治疗以清热凉血为原则，开以凉血药为主组成的方剂。不过在治疗中慢慢发现，有一部分效果很好，可有一部分并没有明显的疗效，还有一些不但没有效果，还引发了腹痛、腹泻、饮食减少等不良反应。经过进一步观察分析，发现没有效果甚至出现腹痛、腹泻、饮食减少等不良反应者，95% 以上都是中老年人，这让我想到了中老年人多肾虚。后来我转变思路，处方用药在滋阴补肾的同时少加那么一两味清热的药物，其疗效明显好了起来。这其中的原因是中老年人手足心热与肾阴亏虚、虚火内生有关，手足心热常见到，滋阴补肾是正道。

人至中老年，肾之阴精逐渐衰减，加之忧思过度、房事不节等原因，阴液暗耗致使阴液亏少，出现肾阴虚者是很多见的。肾阴亏虚会出现两方面的症状，一是相关组织失于正常的濡养，二是虚火内生。肾之阴阳好比是天平的两端，肾阴亏虚，则肾阳就相对亢盛，所以就会出现热象，但这个热并不是疾病的病因，而是阴虚的病理产物，所以叫作"虚热"。

人的体型和体质是各不一样的，根据人体体质上存在的个体差异，中医将人的体质分为气虚体质、阳虚体质、血虚体质、阴虚体质等多种类型，就手足心热来讲，常见于阴虚体质者，其中中老年人表现最为突出。对中老年人来说，只要以手心、脚心发热为突出表现，同时伴有精神不振，腰膝酸软，心烦失眠等，就可判断为肾阴亏虚、虚火内生引起的手足心热。

小贴士

血热是引起手足心热最常见的原因，但不是唯一原因，青壮年手足心热确实以血热者居多，但对中老年人来说，手足心热通常是肾阴亏虚、虚火内生造成的，我们不能一见手足心热就用凉血药，应详查病因，辨证用药，以免出现失误。

中医有办法

治疗调养肾阴亏虚、虚火内生引起的手足心热，应当从滋阴补肾入手，肾阴足了，虚火降了，则手足心热诸多不适自可逐渐消除。临床中我用中药汤剂调治肾阴亏虚、虚火内生引起的手足心热，通常是选用加减知玄地黄汤，绝大多数都能取得满意的疗效。

加减知玄地黄汤

【组成】生地黄、熟地黄、柏子仁、山药、玄参、白芍各15克，枸杞子、知母、赤芍、地骨皮各12克，茯苓、丹皮、泽泻各9克，甘草6克。

【用法】每日1剂，水煎取汁，分早、晚2次温服。

【方解】方中生地黄、熟地黄、山药、茯苓、丹皮、泽泻取六味地黄汤之意，以滋阴补肾、滋养肝肾；知母、地骨皮滋阴泻火；生地黄、玄参、赤芍、白芍滋益阴精，补养阴血，清热凉血；枸杞子补肝肾，益精血；柏子仁养心除烦安神；甘草调和诸药。上药合用，具有滋补肝肾、滋养阴血、清降虚火、清热凉血之功效，使肾虚补，虚火除，则手心、脚心发热及心烦失眠等自可消失。

老中医说 也许您会说，肾虚补肾就行了，为什么所用加减知玄地黄汤要肝肾同补呢，这是因为"肝肾同源""精血互生"的缘故。

调养小妙招

除上面介绍的服用加减知玄地黄汤外，肾阴亏虚、虚火内生引起的手足心热也可选用中药石斛、女贞子，或服用中成药六味地黄丸配合天王补心丹进行调治。另外，还可通过按揉太溪、三阴交穴，饮用药茶，选取食疗方等进行自我调养。

1 选用中药石斛、女贞子

中药石斛具有较好的养肾滋阴、益胃生津作用，女贞子具有补益肝肾、滋养阴液之功效，都是调治中老年人肾阴亏虚、虚火内生引起的手足心热的良药。若有肾阴亏虚、虚火内生引起的手足心热，可选用其中一种或两种结合服用一段时间。

石斛

石斛为兰科多年生草本植物环草石斛、马鞭石斛、铁皮石斛的茎。中医学认为，其味甘，性微寒，具有较好的养肾滋阴、益胃生津作用，能"补五脏虚劳羸瘦，强阴益精，轻身延年"。石斛清中有补，补中有清，能滋肾水，柔肝阴，而且排毒养颜，滋养脾胃，是一味不可多得的滋肾阴、清虚火良药。适用于胃阴不足、胃热炽盛之口渴咽干，胃脘嘈杂，隐痛或灼痛，食少呕逆；热病伤津之低热烦渴，口燥咽干。由于石斛还有补肾养肝明目及强筋骨之功效，所以也用于治疗肾虚目暗、视力减退、内障失明等。石斛用于调治肾阴亏虚、虚火内生引起的手足心热，可取石斛、枸杞子、女贞子各15克，每日1剂，水煎服；也可取石斛、玄参各10克，麦冬20克，每日1剂，水煎服。另外，还可取石斛15克，冰糖适量，将石斛洗净剪碎，放入保温杯中，再加入适量冰糖，用沸水冲泡，加盖焖15分钟，代茶饮用。

女贞子

女贞子为木樨科常绿乔木植物女贞的成熟果实。中医学认为，其味甘、苦，性凉，具有补益肝肾、滋养阴液、清退虚热、乌发明目之功效。适用于肝肾阴虚之目暗不明，视力减退，须发早白，腰酸耳鸣，阴虚发热等。女贞子滋补肝肾之阴的功效显著，还能清退虚热，当因肾阴亏虚、虚火内生出现手足心热，腰膝酸软，心烦失眠时，不妨取女贞子20克，水煎取汁，分早、晚2次服，相信过不了多长时间，就能消除五心烦热，睡上好觉。也可取女贞子、枸杞子各30克，甲鱼1只（约1000克），料酒、食盐、味精、酱油、白糖、葱段、生姜片、胡椒粉各适量，做成二子炖甲鱼，适量食用，也有很好的滋补肝肾、养阴清热、补虚强身功效，对减轻或消除肾阴亏虚所致的手足心热、心中烦热很有帮助。石斛与女贞子配合使用，取石斛、女贞子各15克，每日1剂，水煎服，调治肾阴亏虚、虚火内生引起的手足心热，效果也很好。另外，还可将女贞子与旱莲草配制成丸剂服用，此乃著名的中成药二至丸，也是调治肾阴亏虚、虚火内生所致五心烦热的良药。

2 服用中成药六味地黄丸配合天王补心丹

用中成药调理肾阴亏虚、虚火内生引起的手足心热、心中烦热，建议服用六味地黄丸配合天王补心丹。

六味地黄丸

【组成】熟地黄、山茱萸、丹皮、山药、茯苓、泽泻。

【功效主治】滋阴补肾。用于肾阴亏虚，头晕耳鸣，听力下降，腰膝酸软，骨蒸潮热，盗汗遗精，消渴等。

【用法用量】每次8丸，每日3次，温开水送服。

【注意事项】本方熟地黄滋腻滞脾，有碍消化，脾虚食少便溏者慎用。

天王补心丹

【组成】丹参、党参、当归、石菖蒲、茯苓、五味子、玄参、麦冬、天冬、生地黄、柏子仁、酸枣仁、远志、桔梗、甘草。

【功效主治】滋阴清热，补心安神。用于治疗心肾不足、阴虚血少、虚热内生引起的失眠多梦，心悸健忘，口咽干燥，五心烦热，大便干结等。

【用法用量】每次8粒（每8粒相当于原药材3克），每日3次，温开水送服。

【注意事项】脾胃虚寒、湿热内蕴者忌用；忌辛辣、鱼腥、烟酒等。

3 按揉太溪、三阴交穴

按摩太溪、三阴交穴具有很好的"补水"作用，采取按揉太溪与按揉三阴交穴相结合的方法，每日按摩1~2次，坚持一段时间，可使中老年人因肾阴亏虚、虚火内生引起的手足心热、心中烦热逐渐减轻，直至消除。

太溪穴位于足内侧，内踝后方，内踝尖与跟腱之间的凹陷处。太溪穴为补肾的要穴，有平衡协调阴阳之功，具有滋肾阴、补肾气、壮肾阳、理胞宫的功能，既能滋阴降火，又能培元补肾，既可调治肾阳虚引起的畏寒肢冷、神疲嗜睡、头昏目眩，又能调治肾阴虚引起的五心烦热、头晕耳鸣、失眠健忘、腰膝

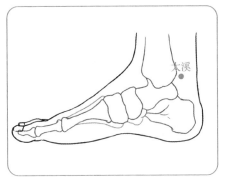

酸软、口干舌燥等。临床中凡肾虚病证或肾经循行所过部位的病证，都可用按摩太溪穴的方法进行调治。

三阴交穴位于小腿内侧，在足内踝尖上3寸（3根手指的宽度），胫骨内侧缘后方。三阴交穴是三条阴经（肝经、脾经、肾经）的交汇之处，是人体常用的滋补强壮穴，经常按揉三阴交穴，三经气血调和，先天之精旺盛，后天气血充足，可调补肝肾、健脾养血，使人气血旺盛，达到健康长寿的目的，所以按

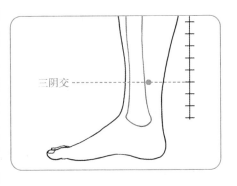

揉三阴交穴对肾阴亏虚者来说也是十分有益的。同时，按揉三阴交穴还可调养月经不调、痛经、高血压、糖尿病、消化不良、肠鸣腹泻等多种疾病。

将按揉太溪穴与按揉三阴交穴结合起来，可滋补肝肾，滋养阴血，清降虚火，强身健体，很适合调养中老年人因肾阴亏虚、虚火内生引起的手足心热、心中烦热。按揉太溪穴时，一般是用对侧手的拇指按揉，也可以使用按摩棒或光滑的木棒按揉，注意力量要柔和，以感觉酸胀为度，不可太用力，以免伤及皮肤，通常每次按揉5~10分钟。按揉三阴交穴时，将大拇指屈曲垂直按在三阴交穴上，以拇指端有节奏地一紧一松用力按压，同时适当配合按揉动作，使之有阵阵酸胀麻感，且麻感放射至膝盖和足跟部位，两侧交替按揉。

4 饮用药茶

对中老年人因肾阴亏虚、虚火内生引起的手足心热者来说，饮用具有滋补肝肾、清降虚火作用的药茶，简单易行，也是自我调养的好办法。

生地杞子茶

【组成】生地黄 30 克，枸杞子 20 克。

【制法】将枸杞子、生地黄分别洗净，之后一同放入砂锅中，加入清水适量，煎取汁液即可。

【功效】滋补肝肾，养阴生津，清退虚热。

【用法】每日 1 剂，代茶饮用。

枸杞决明茶

【组成】决明子 50 克，枸杞子 15 克，冰糖 10 克。

【制法】将决明子略炒香后捣碎，与洗净的枸杞子、冰糖一同放入茶壶中，冲入沸水适量，加盖焖 15 分钟即可。

【功效】益肝滋阴，清热通便。

【用法】每日 1 剂，代茶饮用。

滋肾养阴茶

【组成】枸杞子 10 克，黄精 9 克，山楂 15 克。

【制法】将打碎的山楂与枸杞子、黄精一同放入保温杯中，用沸水冲泡，加盖焖 15 分钟即可。

【功效】滋补肝肾，益气养阴。

【用法】每日 1 剂，代茶饮用。

枸杞洋参茶

【组成】西洋参 6 克，枸杞子 30 克，白糖 10 克。

【制法】将西洋参洗净切成小片，枸杞子洗净，之后一同放入砂锅中，加入清水适量，武火煮沸后，改用文火继续煎煮 30 分钟左右，调入白糖，搅拌均匀使白糖充分溶化即可。

【功效】益气补肾，滋养阴液。

【用法】每日 1 剂，代茶饮用，枸杞子、西洋参片可一并嚼服。

莲心枣仁茶

【组成】莲子心 5 克，酸枣仁 15 克。

【制法】将莲子心、酸枣仁（捣碎）一同放入茶杯中，用适量沸水冲泡，加盖焖 10 分钟即可。

【功效】滋肾宁心，养血安神。

【用法】每日 1 剂，代茶饮用。

药茶对肾阴亏虚、虚火内生引起的手足心热者有肯定的调养效果。需要说明的是，药茶虽好，也有一定的局限性，起效较慢，作用较弱，不能代替药物，只能作为一种辅助调养手段，切不可一味强调药茶的作用而忽视药物治疗。

5 选取食疗方进行饮食调养

中老年人因肾阴亏虚、虚火内生引起的手足心热、心中烦热者，可适当多吃具有滋补肝肾、滋阴清热作用的食物，如鲜藕、甘蔗、百合、枸杞子、银耳、甲鱼、青菜等，忌食诸如生姜、辣椒、大蒜、羊肉、狗肉等辛辣刺激、温热香燥以及煎炸爆炒的食物，同时也可选用枸杞鸽肉汤、首乌枸杞肝片、白芍石斛瘦肉汤、鳖肉杞子生地汤、鳝鱼芹菜炒翠衣等食疗方进行调养。

枸杞鸽肉汤

【组成】枸杞子 30 克，鸽子 1 只，生姜丝、料酒、食盐各适量。

【制法】将鸽子宰杀，去毛杂及内脏洗净，与枸杞子、生姜丝、料酒一同放入炖盅内，加入适量清水，盖上炖盅盖，放入锅中，隔水文火炖至鸽子肉熟烂，放入食盐调味即可。

【功效】滋补肝肾，滋养阴血。

【用法】每日 1 次，食鸽子肉并饮汤。

首乌枸杞肝片

【组成】制首乌 20 克，枸杞子 30 克，猪肝 150 克，黄酒、酱油、生姜末、食盐、味精、香醋、水淀粉、水发木耳、嫩青菜、葱花、蒜片各适量。

【制法】将制首乌、枸杞子淘洗干净，放入砂锅，加水浸泡片刻，浓煎 2

次，每次 30 分钟，滤去药渣，合并两次药汁，倒回砂锅，小火浓缩成约 100 毫升备用。用水发木耳、嫩青菜、葱花、蒜片、黄酒、生姜末、酱油、食盐、味精、香醋、药汁将猪肝（洗净切片）熘炒至肝熟，即成首乌枸杞肝片。

【功效】补肝肾，滋阴液，退虚热。

【用法】佐餐食用。

白芍石斛瘦肉汤

【组成】猪瘦肉 250 克，白芍、石斛各 12 克，大枣 6 枚，胡椒、酱油、食盐各适量。

【制法】将猪瘦肉洗净，切块；白芍、石斛、大枣（去核）分别洗净。把猪瘦肉和白芍、石斛、大枣一同放入锅中，加入清水适量，武火煮沸后，放入胡椒、酱油，改用文火慢炖 1 小时左右，至猪肉熟烂，用食盐调味即可。

【功效】补虚益肾，养阴清热。

【用法】每日 1 次，随量食肉饮汤。

鳖肉杞子生地汤

【组成】鳖肉 125 克，枸杞子、生地黄各 15 克，食盐适量。

【制法】将鳖肉洗净切成小块，枸杞子、生地黄分别洗净，与鳖肉块一同放入锅中，加入清水适量，文火慢炖至鳖肉熟烂汤成，用食盐调味即可。

【功效】滋养肝肾，养阴清热。

【用法】每日 1 次，食肉并饮汤。

鳝鱼芹菜炒翠衣

【组成】鳝鱼 1 条（约 150 克），西瓜皮 120 克，芹菜 100 克，葱段、生姜丝、蒜片、米醋、食盐、味精、香油各适量。

【制法】将鳝鱼活杀，去鳞、腮及内脏等，洗净切段；西瓜皮削去外层硬皮，洗净切成条状；芹菜去根、叶，洗净切段，入沸水中焯一下捞起。起香油锅，待油热后倒入鳝鱼段，炒至半熟时入西瓜皮、芹菜段及葱段、生姜丝、蒜片，翻炒至将熟时，入米醋、食盐、味精，继续炒至鳝鱼熟即可。

【功效】补益肝肾，滋阴清热。

【用法】每日 1~2 次，佐餐食用。

对肾阴亏虚、虚火内生引起的手足心热、心中烦热者来说，保持良好的心理状态和稳定的情绪，避免生气恼怒十分重要，因为生气、恼怒容易肝郁化火，致使肾阴亏虚者火热更重，不但不利于手足心热、心中烦热的调养，还常使手足心热、心烦失眠等诸多不适加重。

小贴士

人生最宝贵的是生命和健康，健康与疾病是全社会都非常关心的问题。合理膳食，戒烟限酒，适量运动，心理平衡是健康的四大基石，要保证人有一个强健的体魄，避免、减少疾病的发生，我们在日常生活中一定要注意做到以上四点。

咽喉干痛真不少，滋阴润肺效果好

主要表现

阴虚肺燥引起的咽喉干痛不适，主要表现为咽喉部微微作痛，干燥不适，唇干鼻燥，可伴有心烦口渴、大便秘结等。

选方用药

滋阴润肺益咽汤（菊花、百合、北沙参、玄参、白芍、川牛膝、石斛、芦根、桔梗各 12 克，川贝母、杏仁、丹皮各 9 克，甘草 6 克）。每日 1 剂，水煎取汁，分早、晚 2 次温服。

调养妙招

选用中成药铁笛丸、保喉丸、咽炎片等，适当食用黄瓜，耳穴贴压，饮用药茶，选取食疗方等。

张某今年 36 岁，平时应酬较多，经常饮酒，前段时间总感到咽喉干痛不舒服，同时还有上腹部胀满、口干口苦、心烦急躁的感觉，大便更是干结难解，找到我想调理一下。我让他戒酒，尽量少吃辛辣、油腻食物，同时给他开了清胃黄连丸，让他每次 9 克，每日 2 次，用温开水送服。连续服用 1 周后，大便顺畅了，咽喉干痛不舒服、心烦急躁、上腹部胀满、口干口苦等诸多不适也全部消失了。

和张某在同一单位上班的智某，今年 56 岁，操心熬夜较多，这些天来总感觉咽喉部微微作痛，干燥不适，唇干鼻燥，听张某说服用清胃黄连丸调理咽喉疼痛效果不错，也买了 1 盒服用，可是服用了 3 天，不仅咽喉部干痛没有明显改善，还出现了腹痛腹泻，找到我咨询其中的缘由。

张某和智某虽然都以咽喉疼痛不适为突出表现，但其发生的原因是完全不同的。张某经常饮酒，加之吃辛辣、油腻食物过多，致使积热内生，肺胃有热，是火热上攻咽喉造成的，是实火，服用清热泻实的清胃黄连丸当然有效；而智某的情况是由于时逢秋季，天干肺燥，加之思虑劳倦，操心熬夜，耗伤阴液，滋生虚火，致使阴虚肺燥，咽喉失去正常的滋润造成的，所以服用清胃黄连丸不但没效，反而出现了腹痛腹泻。后来我给智某开了滋阴润肺益咽汤，让他每日 1 剂，水煎取汁，分早、晚 2 次温服。就这样守方加减调理半月余，智某咽喉干痛不适、唇干鼻燥的情况就完全消失了。

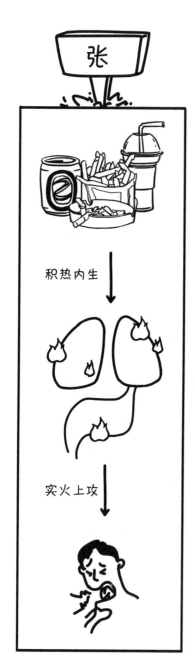

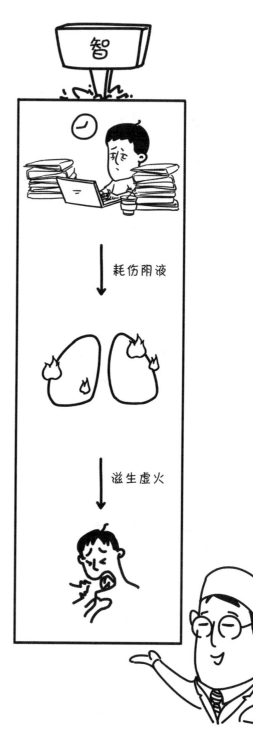

中医学认为，人是一个有机的整体，阴阳平衡是机体保持正常生理状态的根本保证，如果机体阴阳平衡失调，脏腑功能紊乱，就会出现各种不适，罹患疾病。思虑劳倦，操心熬夜，耗伤阴液，容易致使阴津不足，滋生虚火，出现肺燥。秋与肺相应，燥为秋令之主气，过之就成为"燥邪"，金秋时节，气候干燥，空气中缺乏水分，稍有不慎，也常致使燥邪伤及阴津，滋生虚火，出现阴虚肺燥。

阴虚肺燥引起的咽喉干痛不适，在日常生活中比较多见。要判断是不是阴虚肺燥引起的咽喉干痛不适，其实并不困难，对经常操心熬夜的人，尤其是在秋季的时候，只要以咽喉部微微作痛，干燥不适，唇干鼻燥为突出表现，同时伴有心烦口渴、大便秘结等，就可以确定为阴虚肺燥引起的咽喉干痛不适。阴津不足，阴虚肺燥，咽喉、口鼻失去正常滋润，不可避免地会出现咽喉部微微作痛，干燥不适，唇干鼻燥。心烦口渴是由于阴虚生内热的缘故，至于大便秘结，则是因为肺与大肠相表里，肺之阴液亏虚，虚热内生，移热于大肠，肠道失去正常濡润造成的。

小贴士

说起咽喉部干痛不适，人们首先想到的是体内有热了、上火了，应服清胃黄连丸、龙胆泻肝丸之类的清热泻火药，其实引起咽喉部干痛不适的原因是多种多样的。经常饮酒、吃辛辣油腻食物过多出现的咽喉部干痛不舒服，一般是内有实热，火热上攻引起的，也就是通常所说的上火了，但对经常操心熬夜，尤其是发生在秋天的慢性咽喉部干痛不适、唇干鼻燥的人来说，一般是由于阴液不足，虚火内生，阴虚肺燥，咽喉失去正常滋润造成的，是阴虚肺燥的缘故。像智某咽喉部微微作痛，干燥不适，唇干鼻燥这种情况，在日常生活中，尤其是秋季，并不少见。

中医有办法

咽喉干痛真不少，滋阴润肺效果好。调治阴虚肺燥引起的咽喉干痛不适，应以清热养阴，生津润燥，润肺利咽为原则，阴津充足了，虚火降了，肺燥得到滋润了，咽喉、口鼻得到正常的濡养了，咽喉部微微作痛、干燥不适、唇干鼻燥等诸多不适自然而然也就消除了。用中药汤剂调治阴虚肺燥引起的咽喉干痛不适，我一般用滋阴润肺益咽汤，效果不错。

滋阴润肺益咽汤

【组成】菊花、百合、北沙参、玄参、白芍、川牛膝、石斛、芦根、桔梗各 12 克，川贝母、杏仁、丹皮各 9 克，甘草 6 克。

【用法】每日 1 剂，水煎取汁，分早、晚 2 次温服。

【适应证】阴虚肺燥引起的咽喉干痛不适。

在中老年人咽喉干痛不适者中，有一些人不仅有阴虚肺燥之咽喉部微微作痛，干燥不适，唇干鼻燥的症状，还常伴有精神不振、腰膝酸软、午后潮热、失眠健忘等肾阴亏虚的表现，这种情况是肺肾阴虚、虚火上炎的缘故，其治疗当在清热养阴、生津润燥、润肺利咽的同时，加入滋补肾阴的药物，以使一身阴液之根得到滋养，阴液充足了，阴阳平衡了，虚火自然就降了，咽喉干痛等诸多不适也就消失了。金能生水，肾为水脏，是一身阴液之根，对机体各个脏腑组织器官起着滋养、濡润作用，对阴虚肺燥引起的咽喉干痛不适，在滋阴润肺益咽汤的基础上适当加入生地黄、泽泻、枸杞子以滋补肾阴，做到肺肾同调，金水相生，有助于提高疗效。

👍 调养小妙招

除服用滋阴润肺益咽汤外，也可选用铁笛丸、保喉丸、咽炎片等中成药进行调治。当然，保持规律化的生活起居，注意多饮水，适当多吃黄瓜、莲藕、雪梨、百合、荸荠、蜂蜜等具有清热养阴、润肺利咽作用的食物，尽量不吃诸如生姜、大葱、辣椒等辛辣刺激、温热香燥的食物，应用耳穴贴压，饮用药茶，选取食疗方等，也都是行之有效的自我调养方法。

1 选用中成药

用中成药调治阴虚肺燥引起的咽喉干痛不适，可选用具有滋阴降火、润肺利咽作用的铁笛丸、保喉丸、咽炎片等。

铁笛丸

【组成】麦冬、玄参、瓜蒌皮、诃子肉、青果、凤凰衣、桔梗、浙贝母、茯苓。

【功效主治】润肺利咽，生津止渴。用于肺热津伤引起的咽干口燥，声音嘶哑，咽喉疼痛。

【用法用量】每次 2 丸（每丸重 3 克），每日 2 次，含服。

【注意事项】忌食辛辣、煎炸、鱼虾等食物；凡声音嘶哑、咽痛初起，兼见恶寒发热，鼻流清涕等外感风寒者忌用；发热重、咽喉痛甚者不宜使用。

保喉丸

【组成】连翘、木蝴蝶、乌梅、诃子、桔梗、天花粉、甘草、薄荷油、蟾蜍、麦冬、党参、玄参、僵蚕、黄芪、百部、冰片。

【功效主治】滋阴降火，润燥生津。用于阴虚喉痹，咽干疼痛，声音嘶哑，乳蛾等。

【用法用量】每隔 1 小时含服 2~3 丸。

【注意事项】忌食辛辣食物。

咽炎片

【组成】玄参、百部、天冬、丹皮、麦冬、款冬花、木蝴蝶、生地黄、板蓝根、青果、蝉蜕、薄荷油。

【功效主治】养阴润肺，清热解毒，清利咽喉，镇咳止痒。用于慢性咽炎引起的咽干，咽痒，刺激性咳嗽等。

【用法用量】每次 5 片（每片重 0.25 克），每日 3 次，温开水送服。

【注意事项】忌食辛辣、鱼腥食物，孕妇慎用，服药 7 天症状无改善或出现其他症状，应去医院就诊。

余甘子喉片

【组成】余甘子、冰片、薄荷脑。

【功效主治】清热润燥，利咽止痛。用于燥热伤津引起的咽喉干燥疼痛。

【用法用量】每隔 2 小时 1~2 片，每日 6~8 片，含服。

【注意事项】忌食辛辣、鱼腥食物；孕妇慎用；不宜在服药期间同时服用温补性中成药；服药 3 天症状无改善或出现其他症状，应去医院就诊。

玄麦甘桔颗粒

【组成】玄参、麦冬、甘草、桔梗。

【功效主治】清热滋阴，祛痰利咽。用于阴虚火旺，虚火上浮，口鼻干燥，咽喉肿痛。

【用法用量】每次 1 袋（每袋重 10 克），每日 3~4 次，开水冲服。

【注意事项】脾虚便溏及湿热内盛者慎服。

2 适当食用黄瓜

对阴虚肺燥引起的咽喉干痛不适者来说，通过饮食调养，适当食用黄瓜也有一定的缓解咽喉干痛不适，减轻唇干鼻燥、心烦口渴、大便秘结等作用。

黄瓜是葫芦科草本植物黄瓜的果实，中医认为，其味甘，性凉，具有清热解毒、润肺生津、下气利水、和胃通便、减肥美容之功效，是人们常吃的蔬菜之一。现代研究表明，黄瓜含有蛋白质、脂肪、钙、磷、铁、B 族维生素、丙醇二酸、维生素 C、维生素 E、烟酸等成分，营养价值颇高。黄瓜含有的纤维素对于促进胃肠道蠕动和降低胆固醇、降低血压有一定的作用；维生素 E 有抗衰老的作用；丙醇二酸能抑制糖转化为脂肪；维生素 C、烟酸等物质参与体内糖代谢以及氧化还原过程，促使细胞间质的生成，能降低毛细血管的脆性。另外，黄瓜还能抑制胆固醇的合成，具有降血脂、抗血栓形成的功效。黄瓜不仅是人们常吃的优质蔬菜，也是高血压、冠心病、肥胖症、失眠、便秘、咽喉肿痛、痔疮、肛裂等疾病的食疗佳品。

中医讲肺与大肠相表里，黄瓜具有和胃通便作用，能保持大便通畅，使肺之热邪下行，这对消除阴虚肺燥、热邪内生引起的咽喉干痛不适十分有益。黄瓜有较好的清热解毒、润肺生津功效，能有效改善或消除咽部干痛等症状。阴虚肺燥引起的咽喉干痛不适者宜适当多吃黄瓜。

黄瓜富含营养，色鲜味美，食用方法很多，炒食和凉拌均可，荤素皆宜，人们也爱把它当水果吃。

3 耳穴贴压

通过刺激耳穴调治疾病的方法称之为耳穴疗法。耳穴疗法的种类较多，其中尤以耳穴针刺（简称耳针）和耳穴贴压（简称耳压）应用较为普遍，自我调养身体不适，一般采用耳穴贴压法。用耳穴贴压法调养阴虚肺燥引起的咽喉干痛不适可选用下列方法。

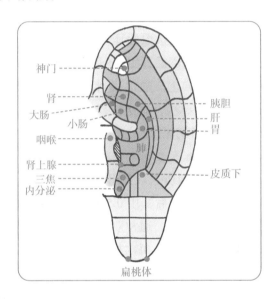

◎ **方法一**

按照常用耳穴示意图，找到所选取的耳穴咽喉、肺、扁桃体、肾上腺的位置，耳部常规消毒后，用 0.5 厘米 ×0.5 厘米大小的胶布，把王不留行籽分别贴压于上述耳穴上。通常双侧耳穴交替贴压，3 日换贴 1 次，贴压期间每日自行揉捏穴位 5~6 次，每次按揉 1~2 分钟，以使耳穴局部有酸胀感为度，连续治疗 10 日为 1 个疗程。

◎ **方法二**

按照常用耳穴示意图，找到所选取的耳穴咽喉、肺、神门、肾、肝、内分泌的位置，耳部常规消毒后，用 0.5 厘米 ×0.5 厘米大小的胶布，把王不留行籽分别贴压于上述耳穴上。通常双侧耳穴交替贴压，3 日换贴 1 次，贴压期间每日自行揉捏穴位 5~6 次，每次按揉 1~2 分钟，以使耳穴局部有酸胀感为度，连续治疗 2 周为 1 个疗程。

◎方法三

按照常用耳穴示意图，找到所选取的耳穴咽喉、肺、神门、皮质下、内分泌的位置，耳部常规消毒后，用0.5厘米×0.5厘米大小的胶布，把王不留行籽分别贴压于上述耳穴上。通常双侧耳穴交替贴压，3日换贴1次，贴压期间每日自行揉捏穴位5~6次，每次按揉1~2分钟，以使耳穴局部有酸胀感为度，连续治疗7~10日为1个疗程。

◎方法四

按照常用耳穴示意图，找到所选取的耳穴咽喉、肺、胃、肾、胆、小肠、大肠、三焦的位置，耳部常规消毒后，用0.5厘米×0.5厘米大小的胶布，把王不留行籽分别贴压于上述耳穴上。通常双侧耳穴交替贴压，3日换贴1次，贴压期间每日自行揉捏穴位3~5次，每次按揉1~2分钟，以使耳穴局部有酸胀感为度，连续治疗2周为1个疗程。

◎方法五

按照常用耳穴示意图，找到所选取的耳穴咽喉、扁桃体、皮质下、肺、肾、肾上腺的位置，耳部常规消毒后，用0.5厘米×0.5厘米大小的胶布，把王不留行籽分别贴压于上述耳穴上。通常双侧耳穴交替贴压，3日换贴1次，贴压期间每日自行揉捏穴位5~6次，每次按揉1~2分钟，以使耳穴局部有酸胀感为度，连续治疗2周为1个疗程。

小贴士

耳穴贴压调治疾病，方法简单易行，深受人们的欢迎，其中正确确定耳穴的位置是取得好的疗效的前提和基础，耳穴的定位方法应参照常用耳穴示意图。寻找耳穴时，可用探针、火柴头、针柄按压，在选用的穴区内寻找出反应点，其有压痛的部位即是所要寻找的耳穴。

4 饮用药茶

饮茶能止渴利咽，清利咽喉，减轻咽部干痛不适，药茶更是具有很好的保健效果，当因阴虚肺燥引起咽喉干痛不适时，可选用下列药茶进行调养。

橄榄茶

【组成】橄榄2个，绿茶3克。

【制法】将橄榄洗净，切成两半，之后与绿茶一同放入茶杯中，加沸水冲泡，加盖焖15分钟。

【用法】每日1剂，代茶饮用。

天花粉茶

【组成】天花粉、麦冬、芦根、白茅根各30克，生姜6克。

【制法】将天花粉、麦冬、芦根、白茅根、生姜一同放入砂锅中，加入清水适量，水煎去渣取汁。

【用法】每日1剂，代茶饮用。

青果芦根饮

【组成】青果10个，鲜芦根4支。

【制法】将青果洗净、去核，鲜芦根洗净、切碎，之后一同放入砂锅中，加入清水适量，煎取汁液。

【用法】每日1剂，代茶饮用。

瓜皮荷叶茶

【组成】新鲜西瓜皮250克，鲜荷叶30克。

【制法】将新鲜西瓜皮、鲜荷叶分别洗净，切碎，一同放入砂锅中，加入清水适量，水煎去渣取汁。

【用法】每日1剂，代茶饮用。

清热养阴利咽茶

【组成】胖大海3枚，金银花、玄参、百合、生甘草各3克。

【制法】将胖大海、金银花、玄参、百合、生甘草分别洗净，之后一同放入茶杯中，加沸水冲泡，加盖焖15分钟即可。

【用法】每日1剂，代茶饮用。

5 选取食疗方

合理饮食是预防和调养阴虚肺燥引起的咽喉干痛不适的重要方法。对阴虚肺燥引起的咽喉干痛不适者来说，饮食调养当以养阴生津、清热润肺、化痰利咽为原则，可适当多吃黄瓜、莲藕、雪梨、百合、荸荠、蜂蜜等，尽量不吃诸如生姜、大葱、辣椒等辛辣刺激、温热香燥的食物，同时也可选取下列食疗方进行调养。

百合生地粥

【组成】生地黄 30 克，百合、大米各 50 克。

【制法】将生地黄洗净，水煎去渣取汁，之后把百合、大米淘洗干净，与药汁一同倒入锅中，再加清水适量，共煮成粥即可。

【用法】每日 2 次，分早、晚温热服食。

乌龟百合汤

【组成】乌龟肉 250 克，百合 50 克，大枣 10 枚。

【制法】将乌龟肉洗净，切成小块，与洗净的百合、大枣一同放入砂锅中，加入清水适量，武火煮沸后，改用文火慢炖至乌龟肉熟烂即可。

【用法】每日 1 次，随量食肉喝汤。

蘑菇炖豆腐

【组成】嫩豆腐250克，鲜蘑菇60克，酱油、料酒、食盐、香油、味精各适量。

【制法】将豆腐洗净、切成小块，放入冷水锅中，加入少许料酒，待旺火煮至豆腐出小孔时，弃去煮豆腐水。将豆腐、洗净的鲜蘑菇、酱油、食盐以及清汤一同放入瓦罐中，文火炖 20 分钟，撒入味精、淋上香油即成。

【用法】每日 2 次，分早、晚食用。

百合炒芹菜

【组成】鲜百合 200 克，芹菜 500 克，食盐、味精、白糖、黄酒、精制油、葱花各适量。

【制法】将芹菜摘去根和老叶，洗净，放入沸水锅中烫透捞出，沥净水，大棵根部（连同部分茎）先竖刀切成 2~3 瓣，再横刀切成约 3 厘米长的段。百合去杂质后洗净，剥成片状。炒锅上火，放入精制油烧热，下葱花炝锅，随即倒入百合瓣、芹菜段继续煸炒透，烹入黄酒，加入白糖、食盐、味精及少许清水，翻炒几下，出锅装盘即成。

【用法】当菜佐餐，随意食用。

肠胃积热发便秘，泄热导滞效神奇

主要表现

肠胃积热引起的便秘，主要表现为大便干结难解，常三五日，甚至七八日大便 1 次，同时伴有腹部胀满、口干口苦等。

选方用药

泄热通便汤（火麻仁 20 克，白芍、玄参、生地黄各 15 克，枳实、厚朴、杏仁、当归、陈皮、建曲、丹皮、竹茹各 12 克，大黄 9 克，甘草 6 克）。每日 1 剂，水煎取汁，分早、晚 2 次温服。

调养妙招

选取秘治胶囊、麻仁润肠丸、通便清火丸等中成药，选用中药单方，练习习惯性便秘防治操，服食凉拌马齿苋、香菜海蜇皮等食疗方，用好便秘自我调养六字诀等。

老高今年 66 岁，平时喜欢吃辣椒，还爱喝上两杯，近几个月来一直便秘，一般 4~7 天排 1 次大便，粪质干的如羊粪，每次解大便都如同过关一样恐惧，同时还伴有腹部胀满、口干口苦，为此服用过导泻药通便药，大便只能顺畅一时，找到我想用中药调理一下。老高这种情况是由于肠胃积热引起的，我让他保持规律化的生活起居，戒除饮酒，不吃辛辣食物，适当多吃青菜、多饮水，在此基础上开了泄热通便汤，让他每日 1 剂，水煎取汁，分早、晚 2 次温服。就这样坚持服用 3 天后，大便顺畅了，腹部胀满不适及口干口苦也消失了。

　　老任今年 62 岁，两年前就有便秘，一般 4~6 天排 1 次大便，粪质并不干硬，也有便意，但排便不顺畅，排出无力，排便时间延长，一蹲厕所就是半个小时，常自己购买麻仁润肠丸服用，以保持大便顺畅。可不知为什么，近半年来老任便秘的情况明显加重了，通常 1 星期还不解 1 次大便，腹部胀满不舒服，饮食也减少了，同时还有身体困乏、畏寒怕冷、腰膝酸软的感觉，服用麻仁润肠丸也没有效果了。现在是服用麻仁润肠丸或番泻叶等通便药即出现腹泻，不过腹部胀满不舒服、身体困乏的症状一点也不能减轻，畏寒怕冷、腰膝酸软的感觉还有逐渐加重的趋势，停药后仍然是 1 个星期还不解 1 次大便，需借助通便药排大便。为此他特地找到我，让我想办法给他调理。

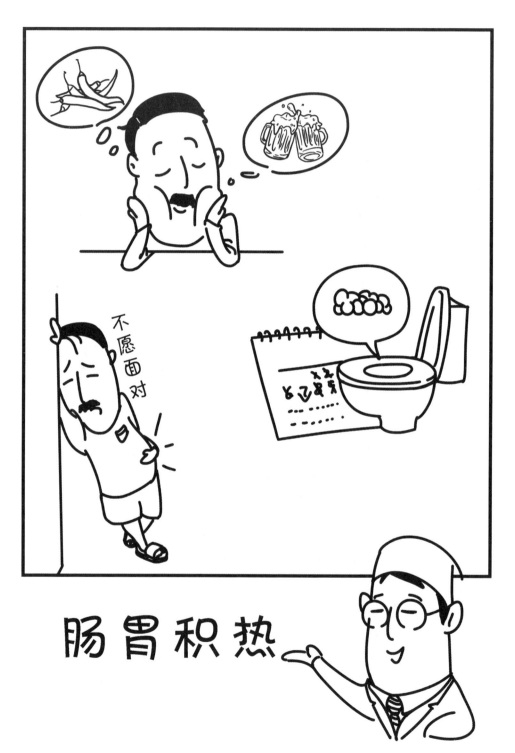

肠胃积热

便秘是指由于粪便在肠内停留过久，以致大便次数减少、大便干结、排出困难或不尽。便秘是人们生活中最常遇到的一个问题，绝大多数人都有过便秘的经历或正被便秘所困扰。在门诊中，我经常遇到询问如何预防调养便秘，讨要调治便秘良方者。

中医学认为，便秘的病位在大肠，发病的关键为大肠传导功能失常，但常与脾胃、肺及肝肾等脏腑功能失调有关，其发病原因复杂多样。尽管引发便秘的原因是多种多样的，便秘的表现形式也各不一样，但根据便秘的症状特点和发病机制，总体可归纳为实秘和虚秘两大类。实者在于邪滞胃肠，壅塞不通；虚者在于肠失温润，推动无力。在实秘中有肠胃积热、气机郁滞、阴寒积滞三种基本证型，在虚秘中则有气虚、血虚、阴虚、阳虚四种基本证型，不过各证型之间是相互联系的，可单独出现，亦可合并相兼出现。

像上面介绍的老高这样的便秘，在便秘者中最为多见，属于便秘中的实秘，是由于过食辣椒、干姜等辛辣之食物，以及经常喝酒等，导致胃肠积热，耗伤津液，肠道干涩造成的，也就是实秘中的肠胃积热引起的便秘。老任这种情况在老年人中间较为多见，属于便秘中的虚秘，是由于体质虚弱，肾阳不足，肠失温润，推动无力造成的。

中医有办法

大凡出现便秘，主要表现为大便干结难解，常三五日，甚至七八日大便1次，同时伴有腹部胀满、口干口苦等，我们就可以判断为肠胃积热引起的便秘。要使小船在河中能正常航行，必须保持充足的河水，注意补水，避免水过度蒸发，疏通河道。同样的道理，治疗肠胃积热引发的便秘，应当从泄热导滞、润肠通便上下功夫。

我治疗肠胃积热引起的便秘，通常是选用泄热通便汤，一般二三剂就能明显见效，再服那么三五剂，绝大多数都能大便顺畅。大便顺畅后，采取切实可行的措施进行自我调养以预防复发，也很重要。

泄热通便汤

【组成】火麻仁 20 克，白芍、玄参、生地黄各 15 克，枳实、厚朴、杏仁、当归、陈皮、建曲、丹皮、竹茹各 12 克，大黄（后下）9 克，甘草 6 克。

【用法】每日1剂，水煎取汁，分早、晚2次温服。

【方解】方中大黄、枳实、厚朴通腑泄热导滞；火麻仁、杏仁润肠通便；当归、白芍养血和营，润肠通便；生地黄、玄参滋阴生津；丹皮、竹茹清热和中；陈皮、建曲和胃消食，理气畅中；甘草调和诸药。上药合用，共成泄热导滞、润肠通便之剂。

针对上面介绍的老任这种由于体质虚弱，肾阳不足，肠失温润，推动无力造成的虚秘，我给他开了具有补肾温阳、益气养血、润肠通便作用的加减济川煎，让他每日1剂，水煎取汁，分早、晚2次温服，同时适当多吃一些红薯、蜂蜜、核桃仁之类的富含膳食纤维、润肠通便和具有补肾温阳作用的食物，并注意加强运动锻炼。就这样连服中药3周后，身体较原来轻松了，饮食增加了，畏寒怕冷、腰膝酸软的感觉减轻了，不借助通便药也能解大便了。守方加减继续调理20多天，大便变为2~3天1次，排便也轻松顺畅了，腹部胀满不舒服、畏寒怕冷、腰膝酸软的感觉也基本消失了。

小贴士

便秘有多种不同情况存在，肠胃积热是便秘最常见的证型，泄热导滞通便是治疗便秘最主要的法则，但不是唯一的法则。根据中医辨证论治的原则，灵活选方用药，避免不加分析地乱用泄热导滞通便，可防止治法用药失误。

调养小妙招

对肠胃积热引起的便秘者来说，除应用泄热通便汤治疗外，也可选取秘治胶囊、麻仁润肠丸、通便清火丸等中成药，或选用中药单方。当然，注意饮食调养，选择清淡易消化的食物，适当多饮水，尽量不吃辛辣上火之食物，戒除饮酒等，也是应当特别注意的。同时，还可服食凉拌马齿苋、香菜海蜇皮等食疗方。便秘者除服药治疗、饮食调养之外，练习习惯性便秘防治操、用好便秘自我调养六字诀等，也都是自我调养的好办法。

药物治疗是重要的，自我调养也是不可缺少的，在用药治疗肠胃积热引起的便秘时，只要经治疗大便顺畅，"肠胃积热"之症状消除，就应立即停用药物，通过自我调养进行巩固，切不可长时间应用泄热通便药，以免败坏胃气，甚至引发其他病变。

1 服用中成药

对不愿意服用中药汤剂，想用中成药调治的肠胃积热引起的便秘者，我建议选用秘治胶囊、麻仁润肠丸、通便清火丸等，其效果都不错。

秘治胶囊

【组成】大黄、甘草浸膏等。

【功效主治】清热导滞，缓泻通便。用于胃肠实热引起的便秘。主要症状为大便干结，排便困难，甚至出现肛裂，伴有口苦口干，小便短赤等。

【用法用量】每次 3 粒（每粒 0.35 克），每日 1 次，口服，可连续服用 3 日，见效后可随时停药。

【注意事项】虚秘及孕妇忌服。

麻仁润肠丸

【组成】火麻仁、杏仁、大黄、木香、白芍。

【功效主治】清热导滞，润肠通便。用于胃肠积热，津液不足，肠道失润所致的大便秘结。主要症状为面红身热，口舌干燥，腹胀腹痛，小便短赤，大便秘结。

【用法用量】每次 1~2 丸（每丸重 6 克），每日 2 次，温开水送服。

【注意事项】服药期间忌食辛辣食物；脾胃虚寒者忌用，孕妇慎用。

通便清火丸

【组成】生地黄、木通、黄芩、芒硝、甘草、竹叶。

【功效主治】清热泻火，利尿通便。用于大肠实热引起的大便秘结，伴有头痛目眩，心烦口渴，口舌生疮，小便短赤者。

【用法用量】每次 1 丸（每丸重 6 克），每日 2 次，温开水送服。

【注意事项】孕妇忌用。

麻仁软胶囊

【组成】火麻仁、苦杏仁、大黄、枳实。

【功效主治】润肠通便，泄热行气。用于老年人便秘、习惯性便秘、久病或术后便秘，以及痔疮伴有便秘等，中医辨证属胃肠燥热者。

【用法用量】每次 1~2 粒（每粒 0.5 克），每日 3 次，温开水送服。

【注意事项】孕妇忌用，年老体弱者慎用。

十五制清宁丸

【组成】大黄、桑叶、车前草、厚朴、香附、黄芩。

【功效主治】行气导滞，泻火通便。用于肠胃积热、饮食停滞引起的便秘。主要症状为大便干燥，排便困难，面红目赤，不思饮食，腹胀腹痛，小便短赤。

【用法用量】每次 1 丸（每丸重 9 克），每日 2 次，温开水送服。

【注意事项】孕妇忌服。

2 选用中药单方

下列中药单方有较好的清胃肠、通大便效果，能调理肠胃积热引起的便秘，如果因肠胃积热而经常便秘，也可选用这些单方试一试。

◎方法一

取火麻仁、枳实、柏子仁各 12 克，大黄 9 克。每日 1 剂，水煎取汁，两次药液混合后，分早、晚 2 次服。

◎方法二

取大黄、火麻仁、桃仁、当归各 12 克，蜂蜜适量。将上述药物分别研细混匀，炼蜜为丸，如梧桐子大小，每次 2~4 丸，每日 1~2 次，温开水送服。

◎方法三

取黄连、黄芩、炒莱菔子、槟榔、厚朴各 12 克，橘叶 9 克。每日 1 剂，水煎取汁，两次药液混合后，分早、晚 2 次服。

◎方法四

取木香、大黄、槟榔各 9 克，鸡内金 15 克。用法为将上药共研为细末制成散剂，每次 3~6 克，每日 2~3 次，用大枣煎汤送服。

◎方法五

取炒麦芽、神曲、焦山楂各 15 克，大黄、槟榔各 9 克。每日 1 剂，水煎取汁，分早、晚 2 次温服。也可将上药共研为细末制成散剂，每次 3~5 克，每日 2~3 次，用温开水送服。

◎方法六

取莱菔子、桃仁、火麻仁各 250 克，蜂蜜适量。将莱菔子、桃仁、火麻仁共炒香，研成细末，装瓶备用。每次取半匙，加蜂蜜 1 匙，用开水冲服，每日 2 次，分早晚服。

◎方法七

取炒决明子、玄参、麦冬、肉苁蓉各 10 克，蜂蜜适量。将炒决明子、玄参、麦冬、肉苁蓉一同放入茶壶中，用沸水冲泡，加盖焖 10 分钟，去药渣后调入适量蜂蜜，代茶饮用。

◎方法八

取麸炒枳实、面炒麦芽、神曲、火麻仁各 30 克，白术 60 克，大黄 15 克。将上药共研为细末制成散剂，每次 6~9 克，每日 2 次，空腹时用温开水送服。

3 练习习惯性便秘防治操

习惯性便秘防治操以腹部运动为主，坚持练习能强健腹部肌肉，促进胃肠蠕动，纠正习惯性便秘，使大便保持顺畅。习惯性便秘防治操是调理便秘的有效方法，通常每日练习 1~2 次，肠胃积热引起的便秘者宜坚持练习，下面是具体练习方法。

屈腿运动 仰卧位，两腿同时屈膝提起，使大腿贴腹，然后还原。重复做 15 次。

举腿运动 仰卧位，两腿同时举起，然后慢慢放下。重复做 15 次。

"踏自行车"运动 仰卧位，轮流屈伸两腿，模仿踏自行车的运动。动作要快而灵活，屈伸范围尽量大。可坚持 20~30 秒。

仰卧起坐 从仰卧位坐起，坐起后上体前倾，两手摸足尖。连续做 8~10 次。

4 服食凉拌马齿苋、香菜海蜇皮等食疗方

用饮食调养肠胃积热引起的便秘，宜适当多吃荸荠、白萝卜、黄瓜、丝

瓜等具有清热和胃、润肠通便作用的清淡易消化食物，避免食用诸如羊肉、狗肉、大蒜、干姜、辣椒等辛辣肥腻、滋腻碍胃之食物，同时还可选用凉拌马齿苋、香菜海蜇皮等食疗方进行调养。

凉拌马齿苋

【组成】马齿苋 250 克，十三香、食盐、米醋、香油各适量。

【制法】将马齿苋洗净，放在沸水中焯一下，沥干水分，切成段状，放入盘子中，加入十三香、食盐及米醋、香油，拌匀即可。

【用法】佐餐食用。

香菜海蜇皮

【组成】香菜 30 克，黄瓜 50 克，水发海蜇皮 300 克，食醋、香油、食盐、味精各适量。

【制法】将水发海蜇皮洗净，切成细丝，用沸水焯一下，入冷水中漂洗；黄瓜洗净，切成细丝；香菜洗净，切成段状；食醋、香油、食盐、味精兑成汁。将海蜇丝沥干水分，黄瓜放入盘中，再放上海蜇丝、香菜，浇上兑成的汁即可。

【用法】佐餐食用。

凉拌萝卜菠菜

【组成】白萝卜、菠菜各 100 克，香油、食盐、味精各适量。

【制法】先将菠菜洗净，切成段状，入沸水中烫 5 分钟，捞出沥干水分；将白萝卜洗净，切成细丝。之后把菠菜、萝卜丝一同放入大碗中，加香油、食盐、味精，调拌均匀即可。

【用法】佐餐食用。

糖醋荸荠木耳

【组成】荸荠 100 克，水发黑木耳 200 克，植物油、酱油、白糖、食醋、水淀粉各适量。

【制法】将荸荠去皮、洗净，切成片；水发黑木耳洗净，撕碎。炒锅上旺火，放入植物油，烧至八成热，入荸荠片、木耳翻炒几下，加清水少许，加盖焖片刻，再放入酱油、白糖、食醋，烧开后用水淀粉勾芡即成。

【用法】佐餐食用。

豆豉青豆烧荸荠

【组成】荸荠 500 克，豆豉、青豆、食盐、味精、料酒、清汤、生姜末、植物油各适量。

【制法】将荸荠洗净，去皮、切片；青豆淘洗干净。炒锅上旺火，放入植物油，烧热时入生姜末，煸炒出香味后下豆豉、青豆，再放入荸荠片，炒至八成熟，加清汤、食盐，再烧 10 分钟左右，用料酒、味精调味即成。

【用法】佐餐食用。

5 用好便秘自我调养六字诀

人们常说疾病是三分治疗、七分调养，对便秘者来说更是如此。有人把便秘的自我调养方法归纳为水、软、粗、排、动、揉六字诀，用好便秘自我调养这六字诀，是调养便秘、保持大肠通畅行之有效的方法。肠胃积热引发的便秘者只要坚持这样做，相信会使大便保持顺畅，免受便秘之痛苦。

水 坚持喝自然冷却的温开水，每天至少要喝 8~10 杯，或喝决明子茶、绿茶，并坚持每晚睡前、夜半醒时和晨起后各饮一杯白开水。既起到了"内洗涤""稀血液"的作用，又刺激了胃肠道，有利于软化大便，促进排便。

软 人到中年以后，胃肠道功能逐渐降低，需饮食熟软的食物，这样有利于脾胃消化吸收及肠道排泄。

粗 常吃富含膳食纤维的食物，如全谷（粗粮）食品、薯类、白萝卜、芹菜、丝瓜、菠菜、海带、西红柿、苹果、香蕉、梨等，每天可适当选择其中几种食物搭配食用，以刺激胃肠道蠕动，加快粪便排出。

排 定时（如早晨）排大便，不拖延时间，使肠道常清。大便后用温水清洗肛门及会阴部，以保持清洁。

动 适当的运动锻炼，每天早晚慢跑、散步，可促进胃肠道蠕动。另外，早、晚各做 1 次腹式呼吸，时间约 15 分钟，使小腹、腰背部有发热感觉，随着腹肌的起伏运动，胃和肠的活动量增大，消化功能也得到了增强，对糟粕的排泄更彻底。

揉 每天早晚及午餐后以两手相叠揉腹，以肚脐为中心，顺时针揉 100 次，可促进腹腔血液循环，助消化，通肠胃，从而促进大便排泄顺畅。

小贴士

便秘是人们日常生活中最常遇到的一个问题，绝大多数便秘者通过自我调养就能恢复正常排便，而不需要用药物治疗，只有那些严重的便秘才需要借助药物排便，同时用药应中病即止，切不可长期使用，以免引发其他病变。

肝火旺盛头胀痛，
调养重在降肝火

主要表现

肝火旺盛、肝阳上亢引起的头胀头痛，主要表现为头胀头痛、眩晕耳鸣、面红目赤、急躁易怒等。

选方用药

天麻钩藤饮（天麻、栀子、黄芩、杜仲、益母草、桑寄生、夜交藤、茯苓各9克，川牛膝、钩藤各12克，石决明18克）。每日1剂，水煎取汁，分早、晚2次温服。

调养妙招

服用中成药天麻钩藤冲剂，按压行间穴，选用药枕，足浴疗法，饮用药茶等。

国庆长假，回乡下老家看望我母亲，上午我正与母亲唠嗑，邻村张嫂的儿媳妇周某面红目赤地找我来了。周某是个小心眼儿，平时好生气发脾气，常因鸡毛蒜皮的事与爱人吵架，因为头胀头痛曾找我看过几次，我每次都是嘱咐她不要生气，遇事想开些，保持心情舒畅，同时给她开几剂中药调理几天就好了。前天晚上周某的爱人在外面喝酒，回家较晚，周某是又气又恼，头胀头痛的症状又出现了。听说我回来风急火燎地来我家了。我几次调治周某头胀头痛所开的中药方，都是天麻钩藤饮。此次在家中我给她开了 3 剂天麻钩藤饮，让她每日 1 剂，水煎服。待 3 天后我回单位上班时，她头胀头痛的症状已经完全消失了。

像周某这种情况日常生活中十分常见，是由于生气恼怒、肝火旺盛造成的。中医讲肝主疏泄，气伤肝，肝郁气滞，郁而化火，或因暴怒伤肝，肝气暴张，引动肝火，都可使肝火旺盛，肝阳上亢，火热上冲，循经上扰头脑清窍，故可见头胀头痛，眩晕耳鸣，面红目赤，急躁易怒等。肝火旺盛的人，一般都有脾气暴躁、容易发怒的特点，同时由于火热、气血上涌，人会面红目赤，头胀头痛，眩晕耳鸣。当然，由于人们体质的差异，肝火旺盛有各不一样的表现形式，有的人主要表现为心烦急躁、动不动就发脾气，有的人主要表现为头胀头痛、眩晕耳鸣、面红目赤。

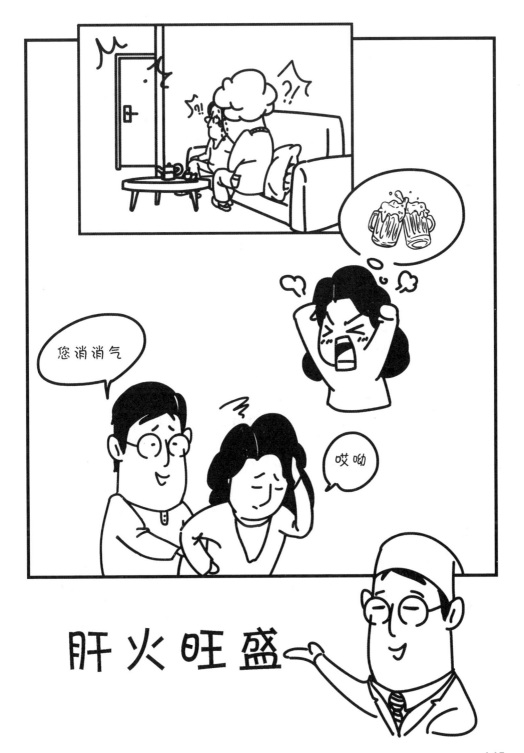

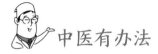中医有办法

大凡肝火旺盛引起的身体不舒服，其治疗调养都应当在清肝降火上下功夫。肝火旺盛，头胀头痛时，必须调整好自己的心态，注意控制情绪，同时采取切实可行的措施平肝潜阳，清降肝火，这样肝气调畅了，肝火清了，肝阳不亢盛了，头胀头痛自然就好了。

调治肝火旺盛引起的头胀头痛，首选中药方剂天麻钩藤饮，在临床中我用此方调治肝火旺盛引起的头胀头痛，每获佳效。

天麻钩藤饮

【组成】天麻、栀子、黄芩、杜仲、益母草、桑寄生、夜交藤、茯苓各9克，川牛膝、钩藤（后下）各12克，石决明（先煎）18克。

【用法】每日1剂，水煎取汁，分早、晚2次温服。

【功效主治】平肝潜阳，清肝泻火。用于肝火旺盛、肝阳上亢所致的头胀头痛，眩晕耳鸣，面红目赤，急躁易怒，心烦失眠等。

【方解】天麻钩藤饮出自《杂病证治新义》，天麻、钩藤、石决明平肝潜阳，泻火熄风；栀子、黄芩清热泻火，制肝火肝阳之偏亢；益母草活血利水，川牛膝引血下行，配合杜仲、桑寄生补益肝肾；夜交藤、茯苓安神定志。诸药相合，益肝肾，潜肝阳，平肝风，清肝火，为治疗肝肾阴虚、肝火旺盛、肝阳上亢之良方。

小贴士

除肝火旺盛引起的头痛外，还有风寒头痛、痰浊头痛、瘀血头痛等存在，有时头痛还是其他病症的先兆（比如脑出血早期就可只表现为头痛）。当您出现头痛时，切不可盲目下肝火旺盛的结论，应找专业医生咨询诊治，以免耽误病情。

📢 调养小妙招

调治肝火旺盛引起的头胀头痛，在自我心理调整，避免生气，消除焦虑和烦恼，保持健康心态和良好情绪的基础上，除服用中药汤剂天麻钩藤饮外，也可选用中成药天麻钩藤冲剂。此外，按压行间穴，选用药枕、足浴疗法以及饮用药茶等，也都有不错的效果。

1 服用中成药天麻钩藤冲剂

天麻钩藤冲剂是由天麻钩藤饮经现代制药技术加工生产而成的，对于不愿意服用中药汤剂的肝火旺盛引起的头胀头痛者来说，服用中成药天麻钩藤冲剂同样有较好的效果。

天麻钩藤冲剂

【组成】天麻、钩藤、石决明、山栀子、黄芩、牛膝、杜仲、益母草、桑寄生、夜交藤、茯苓。

【功效主治】平肝熄风，清热安神。适用于肝肾阴亏、风阳偏亢所致的头晕头痛，目眩耳鸣，口苦心烦，失眠健忘等。

【用法】每次 1 袋（每袋 10 克），每日 2 次，用开水冲服。

2 按压行间穴

动动手指头，按压行间穴，也能清降肝火，调养肝火旺盛引起的头胀疼痛、心情烦躁。

行间穴位于足背第 1、2 趾间的缝纹端，是足厥阴肝经的荥穴，也是清肝泻火、调治肝火旺盛的要穴。行间穴能清肝泻火，最善治头面之火，当因情志不舒，生气恼怒，嗜食辛辣、肥腻之食物蕴热化火，致使肝火旺盛，火热上攻，而出现头胀头痛，面红目赤，眼睛胀痛，

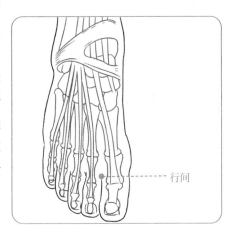

行间

耳鸣如潮，急躁易怒时，通过对行间穴进行按摩，可取得很好的效果。

按摩行间穴，首选掐按法，用拇指的指端进行掐按，每次 3 分钟左右，一般两只脚上的行间穴同时进行，每日 1~2 次，宜长期坚持。也可采取用牙签对行间穴进行刺激的方法调理，其效果也不错。

对行间穴进行按摩，还有一个好处就是可以清肝明目。现在人们上班时间常盯着电脑，下班之后要么盯着手机，要么就盯着电视、电脑，不仅导致眼睛过度疲劳，视力下降，还因为久视伤血伤肝，肝也跟着受累。眼睛需要肝中精血的滋养，过度用眼必然会伤肝。如果有上述情况的话，建议经常按摩行间穴，对眼睛疼痛不适、眼花、视力减退、眼睛疲劳等能起到良好的调理作用。

3 选用药枕

药枕疗法就是指将具有芳香开窍、活血通脉、镇静安神、益智醒脑、调养脏腑、调整阴阳等作用的中药，经过加工处理或炮制以后，装入枕芯之中，或直接做成薄型的药袋置于普通的枕头上，在睡眠时枕用，以达到防治疾病、延年益寿目的的一种独特防病治病方法。

药枕疗法由于其简易、方便，疗效可靠，深受人们的欢迎。下面介绍几种清肝泻火药枕的制作方法，如果由于肝火旺盛而头胀头痛、心烦急躁、睡眠不佳，不妨制作一个药枕，枕用一段时间试一试。

菊花决明枕

【组成】白菊花、草决明子各等份。

【制法】将白菊花、草决明子分别晒干，混匀后用纱布包裹缝好，装入枕芯，制成药枕。

菊艾虎杖枕

【组成】白菊花、艾绒、夜交藤、虎杖各 100 克，丹皮、枸杞子、白芷各 30 克，冰片 10 克。

【制法】将白菊花、艾绒、夜交藤、虎杖、丹皮、白芷分别晒干，粉为粗末，与冰片及晒干的枸杞子充分混匀后，用纱布包裹缝好，做成薄型枕芯，置于普通枕之上面。

绿豆荞麦皮枕

【组成】绿豆 1500 克，荞麦皮 1800 克。

【制法】将绿豆、荞麦皮分别晒干，混匀后用纱布包裹缝好，装入枕芯，制成药枕。

枯草藤桑枕

【组成】夏枯草 200 克，钩藤 150 克，冬桑叶 250 克。

【制法】将夏枯草、钩藤、冬桑叶分别晒干，粉为粗末，混匀后用纱布包裹缝好，做成薄型枕芯，置于普通枕之上面。

茺蔚二桑枕

【组成】茺蔚子、桑树皮、冬桑叶各等份。

【制法】将桑树皮、冬桑叶分别晒干，粉为粗末，与晒干的茺蔚子一同混匀后，用纱布包裹缝好，装入枕芯，制成药枕。

小贴士

人们每天大约有三分之一的时间是在床上度过的，枕头是睡眠不可缺少的用具，因此枕头的作用不容忽视。枕头使用得当，不仅可以消除疲劳，使人得到充分的休息，还能预防调养疾病，起到养生保健的作用。

4 足浴疗法

足浴疗法又称"洗脚疗法"，是用中药煎取药液浸泡双脚以达到防病治病目的的一种自我保健手段，也是常用的中医外治方法之一。

足浴疗法调治肝火旺盛引起的头胀头痛，既有穴位的刺激作用、药液的温热作用，又有药物的药理作用。通过药液的温热作用和穴位刺激的作用，可促进血液循环，增强代谢，调节神经系统功能，选择相应的中药制成洗浴液进行足浴，可发挥清肝泻火、平肝潜阳等功效，从而达到清降肝火，缓解头胀头痛、面红目赤、急躁易怒等自觉症状的目的。需要注意的是，足浴时要掌握好药液的用量和温度，足浴所用的药液不宜过少，应以能浸泡到双足踝部为宜，药液的温度应适当，不宜过热或过凉，以能耐受为度，药液温度下降时应适当再加热。

下面介绍几则清降肝火的药浴处方，以供肝火旺盛所致的头胀头痛者选用。

◎处方一

【组成】茺蔚子50克，桑树皮、桑叶各30克。

【用法】将上药加水浸泡后，水煎取汁约1500毫升，稍凉后倒入脚盆中，趁热洗浴双脚，并配合按揉涌泉穴。通常每次洗浴20~30分钟，每晚睡前洗浴1次。

◎处方二

【组成】野菊花50克，吴茱萸15克，米醋50毫升。

【用法】将野菊花、吴茱萸加水浸泡30分钟，水煎取汁，再入米醋搅匀，趁热洗浴双脚。通常每次洗浴20~30分钟，每晚睡前洗浴1次。

◎处方三

【组成】桑叶30克，菊花40克，钩藤20克，夏枯草36克。

【用法】将上药加水浸泡30分钟，水煎取汁，趁热洗浴双脚。通常每次洗浴20~30分钟，每日洗浴1~2次。

◎处方四

【组成】夏枯草30克，苦瓜藤75克，钩藤40克。

【用法】将上药加水浸泡30分钟，水煎取汁，趁热洗浴双脚。通常每次洗浴20~30分钟，每日洗浴2次。

◎处方五

【组成】生地黄20克，桑寄生30克，青葙子15克，冰片少许。

【用法】将生地黄、桑寄生、青葙子加水浸泡30分钟，水煎取汁，再加入冰片搅匀，趁热洗浴双脚。通常每次洗浴20~30分钟，每日洗浴1~2次。

5 饮用药茶

药茶调理肝火旺盛引起的头胀头痛有较好的疗效，当因肝火旺盛而头胀头痛时，可选用槐菊茶、二子饮、玫瑰花茶等药茶进行调理。

槐菊茶

【组成】槐花 3 克，菊花 6 克，绿茶 4 克。

【用法】将槐花、菊花、绿茶一同放入茶壶中，用沸水冲泡，加盖焖 10 分钟，代茶饮用，每日 1 剂。

二子饮

【组成】决明子 50 克，枸杞子 15 克，冰糖适量。

【用法】将决明子略炒香后捣碎，与洗净的枸杞子、冰糖一同放入茶壶中，冲入沸水适量，加盖焖 15 分钟，代茶饮用，每日 1 剂。

玫瑰花茶

【组成】菊花 10 克，槐花 6 克，玫瑰花 6 克。

【用法】将菊花、槐花、玫瑰花一同放入茶壶中，用沸水冲泡，加盖焖 10 分钟，代茶饮用，每日 1 剂。

脾虚湿盛睡不够，健脾利湿有成就

主要表现

脾虚湿盛引起的嗜睡，主要表现为睡不够，整天都有瞌睡想睡觉的感觉，同时伴有身体困乏，没有精神，不愿活动，甚至连话都不想说等。

选方用药

健脾利湿汤（党参、茯苓、白术、薏苡仁、白扁豆各 15 克，神曲、陈皮各 12 克，半夏、石菖蒲各 9 克，砂仁、甘草各 6 克）。每日 1 剂，生姜 3 片、大枣 5 枚为引，水煎取汁，分早、晚 2 次服。

调养妙招

服用六君子丸，服食白扁豆及以其为主要原料制成的食疗方，艾灸太白穴，自我按摩，练习脾胃坐式锻炼法等。

刘某今年 26 岁，一向身体很好，可不知为什么，近段时间总感觉睡不够，整天都有瞌睡想睡觉的感觉，同时还身体困乏，没有精神，不愿活动。曾到医院就诊，血脂、血糖、心电图、彩超等检查了个遍，都没有发现明显异常，后来抱着试试看的态度找到我，想用中药调理一下。

仔细询问，原来刘某准备十一结婚，近段时间买房子并且装修房子，想得太多，操心劳累，加之正值盛夏，贪凉饮冷，又时不时与装修工人及朋友喝啤酒，不知不觉中身体困乏、总想睡觉的情况就出现了。其实，从中医学的角度来讲，刘某的这种情况是脾虚湿盛造成的。我让他注意饮食调养，保持良好的心态，不再喝冷饮、啤酒，同时给他开了健脾利湿汤，让他每日 1 剂，以生姜 3 片、大枣 5 枚为引，水煎取汁，分早、晚 2 次服。如此调理半个月后，人有精神了，身体轻松了，身体困乏的感觉逐渐消失了，总感觉睡不够的情况也没有了。

睡不够、整天都瞌睡想睡觉，属于中医所说的嗜睡，与脾虚湿盛有着密切的关系。脾虚湿盛是身体困乏、睡不够的主要原因。

中医学认为，"阳"主动，"阴"主静，脾具有"主四肢肌肉""主运化水湿"及"主升清"的功能，脾气健旺，运化水湿及升清的功能正常，则精力充沛，肢体健壮，活动自如。如果脾气虚弱，脾虚不能正常运化水湿，湿气过盛，脾

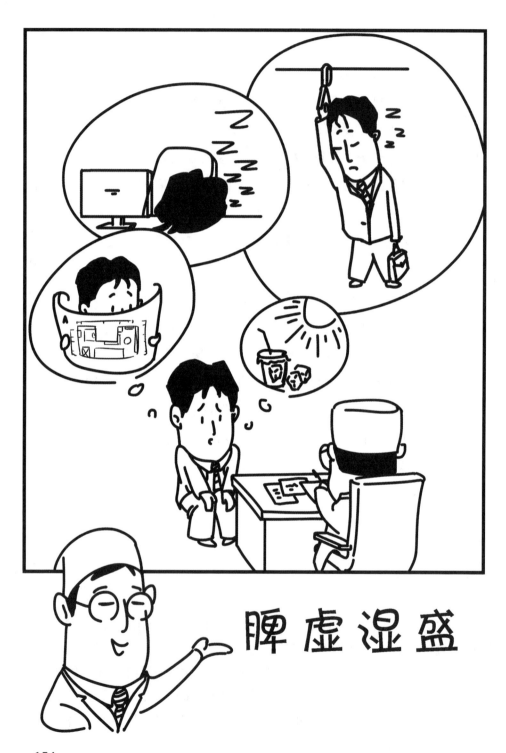

脾虚湿盛

为湿困，不能发挥升清作用，清阳之气不能上达大脑，脾主四肢肌肉的功能减弱，则会出现精神疲倦，身体困乏，总感觉睡不够，什么事情也难以提起精神。脾虚之人运化水湿的功能失调，体内常有湿气停滞，而夏季外界湿气较重，加之盛夏天气炎热，人们喜欢喝冷饮，这也是聚积水湿的重要因素，如此外界的湿气与内在的水湿相结合，其脾气虚弱、脾虚湿盛的情况更为明显了，所以盛夏时节比平时更容易发困、没有精神，睡不够的情况出现的也较多。

要确定是不是脾虚湿盛引起的嗜睡并不困难，只要以睡不够为突出表现，整天都有瞌睡想睡觉的感觉，同时伴有身体困乏，没有精神，不愿活动，甚至连话都不想说等，并且排除其他诸如脑梗死、糖尿病、高脂血症等器质性病变，就可以判断为脾虚湿盛引起的嗜睡。这里还要强调一下，脾虚湿盛之人，体型一般较肥胖，平时喜欢吃肥腻食物及喝啤酒、冷饮之类的，若检查舌苔和脉象的话，舌体一般是胖大并且边缘是有齿痕的，脉象是沉滑或沉弱的。

小贴士

引起瞌睡没精神，身体困乏的原因并不是仅仅脾虚湿盛那么简单，是复杂多样的，比如慢性肝病、糖尿病、肾病等，都可以身体困乏、没有精神为突出表现，切不可一见到瞌睡没精神就认为是脾虚湿盛，一定要找医生咨询就诊，以免耽误病情。

中医有办法

脾虚湿盛睡不够，健脾利湿有成就。要治疗调养脾虚湿盛引起的睡不够，必须从健脾益气利湿上下功夫，脾的功能强健了，脾能主四肢肌肉了，水湿运化正常了，清阳之气上升了，人自然就有精神了，身体困乏、总想睡觉的情况也就没有了。我调治脾虚湿盛引起的睡不够，通常是选用健脾利湿汤，效果不错。

健脾利湿汤

【组成】党参、茯苓、白术、薏苡仁、白扁豆各 15 克，神曲、陈皮各 12 克，半夏、石菖蒲各 9 克，砂仁、甘草 6 克。

【用法】每日 1 剂，以生姜 3 片、大枣 5 枚为引，水煎取汁，分早、晚 2 次服。

【方解】方中党参、茯苓、白术、半夏、陈皮、甘草、生姜、大枣取六君子汤之意，以健脾益气化湿；白扁豆、薏苡仁、砂仁健脾利湿，石菖蒲醒脾化湿、通阳开窍，神曲消食和胃，以改善脾胃功能，甘草兼能调和众药。上药合用，共成健脾益气利湿之剂，切中脾虚湿盛引起的睡不够的发病机制。

👍 调养小妙招

对脾虚湿盛引起的睡不够者来说，除服用中药健脾利湿汤治疗外，选择中成药六君子丸，服食白扁豆及以其为主要原料制成的食疗方，艾灸太白穴，自我按摩，练习脾胃坐式锻炼法等，也都是不错的自我调养方法。

1 服用六君子丸

由著名中药方剂六君子汤经现代制药技术加工生产而成的中成药六君子丸，具有较好的益气健脾、燥湿化痰功能，是临床最常用的中成药之一。大凡脾胃气虚兼有痰湿引起的精神倦怠，不思饮食，咳嗽痰多，胸满腹胀，大便溏薄等，都可选用六君子丸调治。

六君子丸

【组成】党参、白术、茯苓、半夏、陈皮、甘草、生姜、大枣。

【功效主治】健脾益气化湿功能，用于调理脾虚湿盛引起的身体不适。

【方解】方中以党参甘温益气为主药；白术健脾燥湿为辅药；茯苓渗湿健脾，陈皮、半夏化痰燥湿行气，生姜、大枣调补脾胃，共为佐药；甘草甘缓和中，以为使药。

【用法】每次 8 丸（相当于原药材 3 克），每日 3 次，温开水送服。

【注意事项】服药期间忌食生冷油腻及辛辣刺激性食物。

2 服食白扁豆及以其为主要原料制成的食疗方

白扁豆为一年生缠绕草本植物扁豆的成熟种子，是药食两用之品，其味甘，性微温，归脾、胃经，具有健脾化湿、消暑之功效，适用于脾虚湿盛、运化失常引起的食少便溏、泄泻，脾虚湿盛引起的头晕头沉、身体困乏、没有精神，脾虚湿浊下注导致的白带过多，以及夏季暑湿吐泻等。

白扁豆能健脾化湿，具有很好的补脾功效，不仅是脾胃虚弱者的天然主食，更是治疗脾虚诸症的一味良药，能调治脾虚湿盛引起的身体不适。若因脾虚湿盛而整天瞌睡没精神，身体困乏不舒服，不妨取白扁豆、小米适量，制成白扁豆小米粥，每天食用，相信过不了多长时间，就能使身体困乏不舒服的感觉逐渐消失，变得人有精神，身体轻松。

除白扁豆小米粥外，以白扁豆为主要原料制成的食疗方还有很多，较常食的有山药扁豆粥、扁豆炖猪肉、白扁豆莲子粥等，这些食疗方有很好的健脾利湿作用，都可以用来调养脾虚湿盛引起的整天瞌睡没精神，头晕头沉，身体困乏。

山药扁豆粥

【组成】鲜山药 30 克，白扁豆 20 克，大米 50 克。

【制法】先将鲜山药洗净切片，白扁豆、大米分别淘洗干净，之后把大米和白扁豆一同放入锅中，加入清水适量，大火煮沸后，改用小火慢煮，至白扁豆将熟时，加入山药片，继续煮至白扁豆、大米和山药熟烂粥成即可。

【用法】每日 1 次，早餐食用。

扁豆炖猪肉

【组成】白扁豆 50 克，猪瘦肉 100 克，食盐适量。

【制法】将猪肉洗净切块，用开水焯一下，去掉血腥味，白扁豆洗净，之后锅置于火上，放入猪肉块、白扁豆及适量清水，用大火煮沸后，改用小火继续炖 1 小时左右，待猪肉熟烂后，加入适量食盐调味即可。

【用法】佐餐食用。

白扁豆莲子粥

【组成】白扁豆 30 克，莲子 15 克，银耳 10 克，大米 100 克，冰糖适量。

【制法】将白扁豆、莲子、银耳、大米分别淘洗干净，之后一同倒入砂锅中，加入清水适量，大火煮沸后，改用小火慢煮，至白扁豆、大米熟烂粥成时，放入冰糖，使其溶化，搅拌均匀即可。

【用法】每日 1~2 次，温热服食。

老中医说 在中医学理论中，一年有五季，除了春夏秋冬外，在夏末七八月份的时候还有一个"长夏"，也就是立秋到秋分的那段时间。长夏时节天气多湿热，而脾属土，最容易为湿所困，加之人们贪凉饮冷，所以这段时间因为脾虚湿盛出现整天瞌睡没精神，头晕头沉，身体困乏者比较多见，此时养生的重点是健脾祛湿，最合适的就是白扁豆了，著名的祛暑化湿方剂香薷散，就是以白扁豆、香薷、厚朴三味中药组成的。

3 艾灸太白穴

治疗调养脾虚湿盛引起的睡不够，必须从健脾益气利湿上下功夫。我们足部有一个健脾要穴太白穴，要通过艾灸对后天之本脾胃进行保健，调养脾虚湿盛引起的睡不够，当首选太白穴。

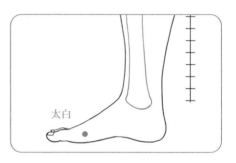

太白穴位于脚的内侧缘靠近足大趾处（第 1 跖骨小头后缘，赤白肉际），是足太阴脾经的原穴。所谓原穴，就是脏腑的原气经过和留止的部位，它对相对应的脏腑十分重要，所以说太白穴对于脾胃的保健来说非常重要，为健脾的要穴。经常刺激太白穴，具有健脾和中、理气助运之功效，能调理脾虚引起的各种身体不适，对诸如脾虚湿盛、肝郁脾虚、肝脾不调、心脾两虚、脾肺气虚等，都有一定的调养效果。另外，太白穴还具有双向调节作用，如按压此穴腹泻可止、便秘可通，点按太白穴还可调控血糖，高者可降，低者可升。当出现脾虚的症状时，不妨通过按摩或艾灸刺激太白穴调养一段时间。

脾虚湿盛引起的整天瞌睡没精神，头晕头沉，身体困乏者，属于虚寒体质，艾灸太白穴较之按摩太白穴效果要好些。艾灸太白穴借助点燃艾条所产生的药物作用、热力作用以及刺激太白穴的作用，能激发调节经络的功能，具有很好的健脾利湿、温经通络、补中益气、提升清阳等作用，对改善或消除脾虚湿盛者头晕头沉、身体困乏等诸多不适，调理整天瞌睡没精神，十分有益。

艾灸太白穴时，取艾条 1 根，将艾条的一端点燃，对准施灸的太白穴处，在距皮肤 2~3 厘米处回旋移动熏灸，以施灸部位皮肤有温热舒适的感觉为度。通常每次熏灸 10 分钟，两脚太白穴交替进行，每日熏灸 1~2 次，宜长期坚持。

4 自我按摩

除上面介绍的服用中药汤剂健脾利湿汤，选用中成药六君子丸，服食白扁豆及以其为主要原料制成的食疗方，以及艾灸太白穴外，还可通过以下按摩方法，每天按摩 1~2 次，以健脾化湿、升清，改善或消除脾虚湿盛引起的头晕头沉、身体困乏，调理整天睡不够。

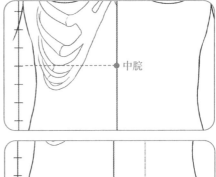

中脘

（1）取坐位，以中脘穴（肚脐上 4 寸处）为中心，用手掌按顺时针方向对上腹部进行旋摩 100 次。

（2）取坐位，两手重叠，右手掌心贴于肚脐上，左手掌心贴于右手的手背，

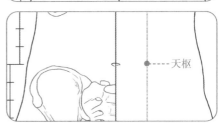

天枢

两手均匀用力，顺时针方向、由肚脐向腹部四周逐渐扩大旋摩，再以腹部四周逐渐缩小范围旋摩至脐部，如此循环往复，旋摩 100 圈。

（3）取坐位，两手拇指张开，大拇指贴于大腿根部的内侧，虎口朝向腿的前面，从大腿根部开始，推擦两腿至踝部，然后两手收回到大腿根部再进行推擦，如此反复 30~50 次。足太阴脾经、足阳明胃经都在两腿的前侧，推擦按摩可以增强脾胃的功能，推擦时要注意手掌贴紧两腿，用力均匀，以产生温热感为度。

（4）取坐位，以左手和右手中指指腹分别对两侧天枢穴（脐水平线，脐旁开 2 寸处）进行按揉，时间为 0.5~1 分钟。

中医学认为，脾既能升清气，也能降浊气，具有运化水湿的功能，如果一个人脾气旺盛，则精神饱满，头脑清醒，如果一个人脾气不足，则容易导致清气不升，使大脑供血不足，血液囤积在胃肠当中，引起身体困倦，长此以往，则容易成为病态。

小贴士

　　如果您经常吃饭后犯困，一定有脾气虚的问题存在，脾气虚会影响脾的运化功能，使人代谢缓慢，水湿停滞，造成脂肪堆积，时间长了人就会肥胖，而吃饱了容易犯困，更不愿运动，又会加重肥胖，加重脾气虚，致使痰湿停滞，如此形成恶性循环。

5 练习脾胃坐式锻炼法

　　脾胃坐式锻炼法由导引法、呼气法、修养法三部分组成，脾虚湿盛引起的身体困乏无力、整天瞌睡没精神者坚持应用脾胃坐式锻炼法进行自我锻炼，可调养脾胃，健脾益气，理气和中，和胃化湿，调整胃肠功能，增进食欲，改善或消除身体困乏无力、整天瞌睡没精神等诸多身体不适。脾胃坐式锻炼法通常每日练习 1~2 次，宜长期坚持，下面是其具体锻炼方法。

导引法

　　着地或着床平坐，两脚向前平伸，自然分开，与肩同宽，两手轻按两侧大腿上，用腹式呼吸，鼻吸口呼，呼吸均匀细长。

　　正身坐定，两手稍稍上提，同时向两侧移动，手掌平摊，手指朝后，在臀部略偏后处，下按据地，支撑起上身，左腿平伸不动，屈右膝着地，右侧臀部坐在右腿上。手据地跪坐定，上身略往后仰，左腿尽力向前伸，足趾尽力向下屈，连续掣动 15 次。

　　承上，两手按压两腿两边地上，按定后，上身尽量上抬，以两手不离地为原则。在上身抬起的同时，慢慢向左侧转动，头亦随之转向左侧，尽量向左肩背后上方拗动，睁目仰视，稍作停顿。

　　然后，两手按地不动，头及上身慢慢回旋，向右侧转动，头尽量向右肩背后上方拗动，睁目仰视。如此左右互转，回顾虎视，连做 15 次。

呼气法

　　呼气法是六字气法之一，六字气法的主体是将 6 种不同的吐气法与脏腑相配合，有针对性地治疗脏腑疾病，调理机体。六字气法的脏腑配合一般为：

肺——呬；心——呵；脾——呼；肝——嘘；肾——吹；三焦——嘻。

呼气治脾法承上脾脏导引法，两手按两侧大腿上不动，头徐徐转向左侧，向左上方仰起，上半身随之向左侧转动，转动的过程中徐徐吸气，待转至左侧，头已仰起，两眼睁开，用力呼气，同时发"呼"字音。

呼毕，头慢慢改向右侧转，向右上方仰起，上半身随之向右侧转。转动的过程中徐徐吸气，待转至右侧，头已仰起，两眼睁开，用力呼气，同时发"呼"字音。然后，再改为向左侧转动，如此反复，连做 20 遍，共呼 40 次。脾胃有病，证情属实者，如脾胃湿热、胃脘气滞等，宜大呼 30 次，接着细呼 10 次。

修养法

承上，正坐不动，两手掌掩按两耳，掌心紧贴耳孔，手指置脑后，食指压住中指，稍用力往下滑，弹击脑后部位，使耳内如有击鼓之声，如此连弹12 次。

而后，两手轻按两侧大腿上，正身平坐，平定情绪，两目微闭，两唇微合，舌舐上腭，鼻纳口吐，呼气后闭气，上下齿轻轻互叩，连叩 36 次。

36 次叩齿毕，徐徐吸气，连同叩齿过程产生的口中津液用力咽下，意念吸取了中宫之气，连同津液深咽至腹部丹田。接着，慢慢呼气，然后闭气，叩齿 36 次。叩毕，再徐徐吸气，一并咽津，如此反复，连做 12 遍。

指甲干脆不可怕，多种方法调养它

主要表现

肝血不足引起的指甲干脆，主要表现为指甲变薄、变软，颜色乏白、缺少光泽，干脆变形，易折。

选方用药

补肝荣甲丸（黄芪 18 克，鸡血藤 15 克，牛膝、鹿角胶、黑芝麻、当归、白芍、何首乌、枸杞子、熟地黄各 12 克，川芎 9 克，甘草各 6 克）。将上述药物按相同的比例增加用量，经粉碎加工后，炼蜜制成如绿豆大小的蜜丸，每次 9 克，每日 2 次，用温开水送服。

调养妙招

按摩涌泉、足三里穴，保证充足睡眠，常叩齿，服食枸杞子及以枸杞子为主要原料制成的食疗方，服用黄芪乌鸡汤等。

赵某今年 42 岁，身体一向很好，近半年来因父亲患脑梗死需要照顾护理，加之单位科研任务繁重，致使身体逐渐透支，健康状况每况愈下，整天提不起精神，饮食、睡眠差了，面容也显得憔悴。前些天同事无意中发现她的指甲较以前明显变薄、变软了，而且干脆伴有裂纹，听说指甲的变化与肝病有密切的关系，她坐不住了，到医院进行了全面检查，并没有发现什么异常，但还是不放心，经人介绍找到我，一则解除心中的疑虑，二则让我给她调理一下。其实赵某的情况在日常生活中很是常见，从中医学的角度说，是由于肝血不足造成的。

针对赵某的情况，我让她在合理安排工作和生活，自我减轻压力的前提下，给予具有滋养肝血、补益肾精作用的中药丸剂补肝荣甲丸，让她每次 9 克，每日 2 次，用温开水送服。这期间单位的科研项目完成了，父亲的病情逐渐好转，生活能够自理了，赵某心情好了，负担轻了。就这样坚持服用补肝荣甲丸 4 个多月，赵某精神变好了，饮食、睡眠正常了，面色红润了，干脆伴有裂纹的指甲也变得坚韧而有光泽了。

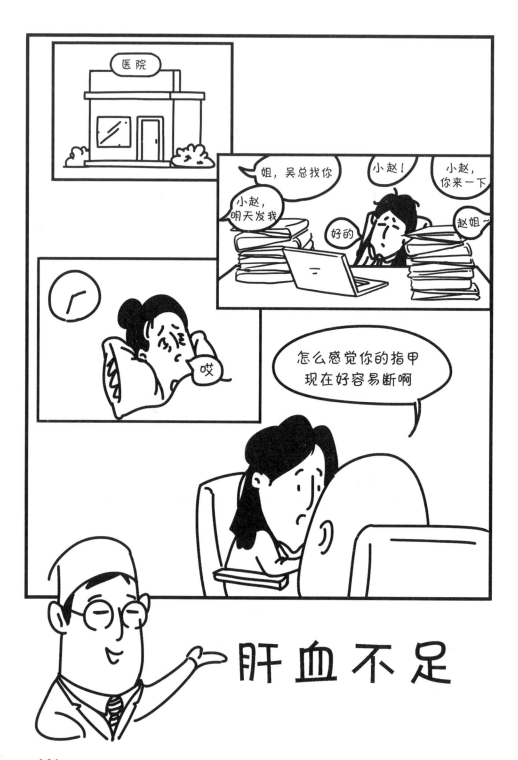

"啊！我的指甲！又折了！"总能听见爱美而留长指甲的女性朋友这样喊。由于双手会经常做一些比较精细的工作，所以需要格外保护好指甲。但其作为人体一个比较微小的部分，却很少受到关注。花几秒钟时间仔细观察一下您的指甲，它是否有光泽？是否呈现可爱的粉红色？是否有白点？是否有凹陷？是否有纵向的楞？是否变薄、变脆、易折？小小指甲，其中的学问可大呢！健康的指甲是红润、坚韧、平滑、有光泽的，如果指甲泛白、变薄、没有光泽、干脆变形、易折，则是病态的征象。

肝血不足也称之为肝血亏虚，不仅容易导致眼睛干涩不适，也常引起指甲干脆。中医讲肝藏血，其华在爪，华指表现于外的色泽，爪即爪甲，包括指甲和趾甲，意思是说肝血的盛衰可影响爪甲的荣枯。肝血充足，爪甲得到血的濡养，则爪甲坚韧，红润光泽；若肝血不足，则爪甲萎软而薄，色白干枯，缺乏光泽，甚至变形、脆裂。日常生活中，由于工作强度大，或自己心理压力大，或是家庭负担重等原因，没有照顾好自己的生活，长此下去，饮食、睡眠都大受影响，慢慢地出现肝血不足，不仅人没有精神，面容憔悴，指甲也常变脆、变薄、变软、容易开裂等，肝血不足引起的指甲干脆十分常见。

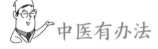
中医有办法

肝血不足引起的指甲干脆，其治疗调养必须从滋养肝血上下功夫，我通常用补肝荣甲丸进行调治，绝大多数都能取得满意的疗效。

补肝荣甲丸

【组成】黄芪18克，鸡血藤15克，牛膝、鹿角胶、黑芝麻、当归、白芍、何首乌、枸杞子、熟地黄各12克，川芎9克，甘草各6克。

【制法】将上述药物按相同的比例增加用量，经粉碎加工后，炼蜜制成如绿豆大小的蜜丸。

【方解】方中除用有熟地黄、川芎、当归、白芍、鸡血藤等补血养血、滋养肝血的药物外，还用有滋补肝肾的何首乌、枸杞子等，之所以肝肾同补，是因为肝藏血，肾藏精，精血互生，肝肾同源，只有肝肾同补，阴血同养，肝血才能得到充分的滋养。

肝血不足引起的指甲干脆，关键在于预防，保持规律化的生活起居，做到劳逸结合十分重要。也许您会问，中药调治疾病通常是用汤剂效果好，这里你怎么用的是丸剂呢？这是因为肝血不足引起的指甲干脆的调治取效较慢，非一朝一夕之功，服用中药汤剂一是不方便，二是花钱较丸剂要多，用中药丸剂方便、经济，人们乐于接受，何乐而不为呢？

小贴士

指甲没有光泽、干脆、易折并非单纯肝血虚那么简单，诸如贫血、甲癣、慢性肝炎、肝硬化、寄生虫病等都可引起指甲色泽和形态发生变化，若您出现指甲没有光泽、干脆、易折，应及时找医生咨询，必要时做进一步检查，以免延误病情。

调养小妙招

指甲干脆不可怕，多种方法调养它。对肝血不足引起的指甲干脆者来讲，除服用补肝荣甲丸进行调治外，坚持按摩涌泉、足三里穴，保证充足睡眠，做到常叩齿，服食枸杞子及以枸杞子为主要原料制成的食疗方，服用黄芪乌鸡汤等，也都是不错的自我调养方法。

1 按摩涌泉、足三里穴

足三里穴具有强壮作用，是保健要穴，而涌泉穴也是调理人体的关键穴位，是养肾长寿的要穴。将按摩涌泉穴与按摩足三里穴配合起来，能补肾益肾，疏肝养肝，滋养肝血，补虚强壮，也是调养肝血不足引起的指甲干脆行之有效的方法。

涌泉穴位于足底，乃是肾经的首穴，自古就有临睡搓脚心百次可延年益寿的说法，经常按摩涌泉穴能活跃肾之经气，引导肾之虚火及上身浊气下降，具有补

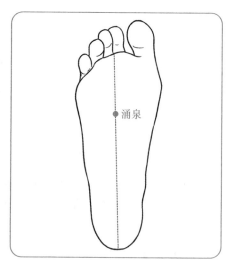

涌泉

肾、疏肝、明目、颐养五脏六腑的作用，对预防调养头痛、眩晕、耳鸣、失眠、健忘、哮喘、水肿、腰腿酸软无力、视力减退、性功能低下等均有一定作用。按摩涌泉穴时，通常是睡前端坐，用手掌来回搓摩涌泉及足底部位，要满面搓，以感觉发烫发热为度，搓毕再用大拇指指腹点按涌泉，最少点按100下，以感觉酸痛为度。

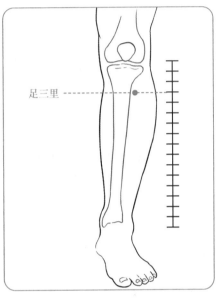

足三里穴位于髌韧带外侧凹陷，胫骨与腓骨之间，胫骨前嵴外1横指处，是胃经合穴，具有强壮作用，乃保健要穴。经常按摩或艾灸足三里穴，能调补"后天之本"脾胃，是养护脾胃的好方法，同时通过调补"后天之本"脾胃，也能起到补养气血、滋肾养肾、养肝补血的作用。大凡体质虚弱者，亚健康人群，以及患有各种慢性疾病者，均可通过按摩足三里穴进行调养。按摩足三里穴，一般是每天用大拇指或中指按压足三里穴2次，每次按压5~10分钟，每分钟按压15~20下，两侧穴位可同时按压，以局部有针刺一样的酸胀、发热的感觉为度。

2 保证充足睡眠

当一个人困倦的时候，特别是患病的时候，需要休息，而休息的主要方式就是睡眠。很多人都会有这样的体会，当你睡眠不足时，第二天就显得疲惫不堪，无精打采，头昏脑涨，工作效率低，但若经过一次良好的睡眠之后，这些情况随之消失，曾有人形象地说睡眠好比给电池充电，是"储备能量"。确实，经过睡眠可以重新积聚起能量，把一天活动所消耗的能量补偿回来，为次日活动储备新的能量。

《素问·五脏生成论》中说："肝藏血，必行之，人动则血运于诸经，人静则血归于肝，肝主血海故也。"就是说当你躺下睡眠的时间，肝就把血藏起来，补充滋养，养精蓄锐，等待活动的时候有血可用。不好好睡眠，经常熬夜的朋友，身体处于疲劳状态，使肝一直处在工作的状态，不给它休整的时间，缺少休息的机会，耗伤气血是必然的，肝血虚更不用讲了。我们一定要用好睡眠这剂"补药"，做到保证充足的睡眠，善待身体。

要保证良好的睡眠，必须做到安卧有方。首先应避免不必要的熬夜，熬夜多了就会扰乱睡眠规律，要保证睡眠时间，注意睡眠质量，做到定时睡觉，定时起床。一般来说，成年人每天至少要保证 7~8 小时的睡眠时间，晚间就寝不要太迟，以 22 时之前为好，中午饭后最好能略睡片刻。其次要做好睡前准备，睡前半小时要思想放松，停止工作、学习和思考问题，中止看电视及听有刺激、节奏强烈的音乐，不宜进行剧烈运动，也不宜饮茶、饮咖啡、饮酒、吸烟、吃巧克力等，晚睡不可吃的过饱或过少。在床铺的选择上，以硬度适当而又有弹性的棕绷床、席梦思床为好，避免太硬或太柔软的床，枕头应透气、吸湿性好，枕高以 8~10 厘米为宜，必要时可制成药枕。要注意睡眠时的姿势，俯卧而睡是不可取的，这样胸腹部都受到压迫，呼吸不畅，妨碍睡眠，"卧如弓"是前人对睡眠姿势的形象比喻，最佳的睡眠姿势是采取右侧卧位，肢体自然屈曲，使全身肌肉筋骨放松，又能使体内脏腑保持自然位置，有利于消除疲劳和保持气血、血脉通畅。另外，居住环境对睡眠也有影响，居处应安静，通风良好，温度、湿度适宜，尤其要避免光源及噪声影响睡眠。

小贴士

睡眠是一种保护性抑制，可提高机体的多种功能，是人类休养生息、精神恢复及热能储存的重要方式，对每个人来说都是必不可少的，当然，保证充足有效的睡眠也是保肝养肝、滋养肝血，预防和调养肝血不足引起的指甲干脆的重要手段。

3 常叩齿

中医讲肾主骨，齿为骨之余，齿与骨同出一源，牙齿也由肾中精气所充养，肾中精气充沛，则牙齿坚固而不易脱落，肾中精气不足，则牙齿易于松动，甚至过早脱落。

经常叩齿，能使经络畅通，强肾固精，起到预防牙周病、牙齿松动和龋齿的作用。人们为什么说"牙好，胃口就好，身体倍儿棒，吃嘛嘛香"呢？因为上齿属胃经脉络，健康的牙齿有助于脾胃的运化，可以促进消化，所以三餐之后叩齿还能增强后天之本脾胃的功能，帮助消化。脾胃为后天之本，肾为先天之本，脾胃之健运，化生精微，须借助于肾的温煦，肾中精气亦有赖于水谷精微的培育和充养，才能不断充盈和成熟，它们是相互资助、相互促进的，只有脾胃功能强健，肾之精气才不至亏虚，气血化源充足，才能气血不虚。同时，坚持每天叩齿还可以促进面部血液循环，增加大脑的血液供应，使皱纹减少，起到延缓衰老的作用。

也许您会问，叩齿不是主要补肾吗？怎么还能滋养肝血、预防和调养肝血不足引起的指甲干脆呢？中医讲肝藏血，肾藏精，精血互生，肝肾同源，精血同源。补肾亦可以间接补肝，补肾精即可间接补肝血，而滋养肝血是预防和调养肝血不足引起的指甲干脆的"正道"。

叩齿是古代盛行的一种养生术，民谚有"朝暮叩齿三百六，七老八十牙不落"之说，每天早晨上下牙齿反复相互咬叩 60~360 次，不仅能强健牙齿，确实还能调理脾胃功能，强肾固精，补肝养肝，滋补肝血。为了您的健康，为了您有一个坚固的牙齿，为了预防和调养肝血不足引起的指甲干脆，建议您坚持练习叩齿。叩齿的方法十分简单，通俗地说就是上牙打下牙。叩齿时，要稍用力使其"嘚嘚"有声，速度不宜过快，避免咬伤颊黏膜和舌部，力量不宜太大，以不致引起疼痛不适为度。此外，有人强调按不同牙齿分别进行叩齿，先叩击白齿（大牙），再叩击门牙、犬牙各数十次，因为这样可以使不同平面上的每个牙齿都能叩到，这种讲法也有其道理，叩齿完后，用舌沿上下牙齿内外侧转搅一圈，将口水慢慢咽下。

4 服食枸杞子及以枸杞子为主要原料制成的食疗方

枸杞子为茄科落叶灌木植物宁夏枸杞的成熟果实，其味甘，性平，具有滋阴补肾、养血补肝、益精明目、强筋骨、壮体力之功效。适用于肝肾虚损、精血不足所致的头晕耳鸣，腰膝酸软，心悸失眠，遗精健忘，以及视力减退、内障目昏、消渴等。现代研究表明，枸杞子含有甜菜碱、多糖、粗脂肪、粗蛋白、亚油酸、胡萝卜素、维生素 C、维生素 P 及铁、磷、钙、锌等。枸杞子含有的维生素 P 能增强毛细血管张力，健全人体的毛细血管，对防治高血压、冠心病等心脑血管疾病大有好处；所含的亚油酸能防止胆固醇在血管内沉积，具有降低血脂、降低血压和防治动脉硬化的作用。同时，枸杞子还可升高外周白细胞，增强网状内皮系统功能，增强细胞免疫与体液免疫功能，促进造血功能，并具有抗衰老、抗肿瘤、保肝及降血糖等作用。

枸杞子是一味最常用的滋补肝肾、滋养阴血、益精明目药，也被称为"长寿药"，当今更是一种已经走入千家万户的保健食品。《本草纲目》中说枸杞子"久服坚筋骨，轻身不老，耐寒暑，补精气不足，养颜，肌肤变白，明目安神，令人长寿"。中医常用枸杞治疗调养肝肾阴虚引起的腰膝酸软、头晕、健忘、遗精等，对肝血不足引起的指甲干脆者来说，常食枸杞子也是不错的自我调养方法。

枸杞子的食用方法有很多种，最简单的是每次取那么几粒枸杞子，放到茶杯中，用开水冲泡，加盖焖一会儿，代茶饮用就行了。稍微麻烦一点的就是把枸杞子洗干净后，放入砂锅中，加清水适量，大火煮沸后，改用小火继续煮15~20分钟，代茶饮汤，并吃枸杞子，其效果会更好些。如果平时喜欢饮酒的话，也可用枸杞子来泡酒，方法是取适量枸杞子，淘洗干净，捣碎后用纱布包好，浸泡在适量酒中，密封半个月左右，开封后饮用，每次10~20毫升，每日2次。当然，还可将枸杞子与其他用料配合制成食疗方，如枸杞山药汤、枸杞子粥、枸杞鸡蛋羹等，都是不错的滋补肝肾、益气养血的佳肴，这当中，我最推崇枸杞山药汤。

枸杞山药汤

【组成】枸杞子20克，鲜山药200克，干莲子肉20粒，冰糖适量。

【制法】将鲜山药去皮、洗净、切成小粒状，然后与其他配料一同放入锅中，加入清水适量，浸泡一会儿，之后用小火慢炖2小时左右，待汤液黏稠即成。

【用法】每日1~2次，温热服食。

【功效】集健脾益气、滋补肝肾、益气养血、扶正补虚于一体，经常食用能使人肝肾得养，气血充足，耳聪目明，精力旺盛，身体安康。

5 服用黄芪乌鸡汤

黄芪乌鸡汤是一道养肝滋补药膳，这道药膳集益气补血于一体，肝血不足引起的指甲干脆者经常服食，能使肝得到滋养，气血充足，身体安康，人有一个好的气色，指甲恢复正常的红润、坚韧、平滑而有光泽。

黄芪乌鸡汤

【组成】黄芪 60 克，乌骨鸡 1 只，生姜片、大葱段、料酒、食盐各适量。

【制法】将乌骨鸡宰杀，去毛杂及内脏、洗净，黄芪洗净后装入鸡腹中，再把乌骨鸡放入砂锅中，加入大葱段、生姜片、食盐、料酒，注入适量清水，武火煮沸后，改用文火慢炖，至鸡肉熟烂脱骨即成。

【方解】黄芪补气，可滋补脾胃，增强脾胃，促进气血化生，从而补血养肝。乌骨鸡性平，味甘，能补益肝肾之阴，又能益气补血。二者结合，既补先天，又补后天，这样使脾肾不虚，肝得滋养，则身体自可强壮健康。

【适应证】气血不足、肝肾阴虚导致的头晕眼花、面色萎黄、心悸乏力、月经不调、崩漏等。

阴虚火旺常盗汗，滋阴清热很灵验

主要表现

肺阴亏虚、阴虚火旺引起的盗汗，主要表现为夜晚睡觉时经常盗汗，或有自汗，可伴有五心烦热、失眠多梦、两颧部发热等。

选方用药

加减麦味地黄汤（生地黄、熟地黄、山药各15克，北沙参、玉竹、白芍、麦冬各12克，茯苓、丹皮、泽泻、五味子各9克，牡蛎24克，浮小麦30克，甘草6克）。每日1剂，水煎取汁，分早、晚2次温服。

调养妙招

选取中药五味子、牡蛎肉，选用中药单方，药物贴敷，耳穴贴压，饮食调养等。

宋某今年49岁，5年前曾患肺结核，经治疗肺部结核病灶已钙化，肺结核痊愈了，却遗留下了隔三岔五夜里盗汗的毛病，虽然想了很多办法，效果都不太明显，听说我用中药调理盗汗效果不错，经人介绍找到我，想服用中药调理。找我就诊时，宋某自述夜晚睡觉时经常盗汗，同时还总觉得两颧部发热，手足心热，心烦口渴，失眠多梦，查其舌质红，苔薄少，脉细稍数。宋某这种情况就是我们通常所说的盗汗，是由于肺阴亏虚，虚火内生，阴虚火旺造成的。

　　基于以上考虑，我在让宋某保持规律化的生活起居，注意休息，避免过度疲劳的同时，给他开了加减麦味地黄汤，让他每日1剂，水煎取汁，分早、晚2次温服。服用中药10天后，他两颧部发热的情况没有了，盗汗也减少了。守方加减继续调理3周，夜晚睡觉时盗汗的毛病在不知不觉中消失了，五心烦热、失眠多梦等诸多身体不适也消除了。

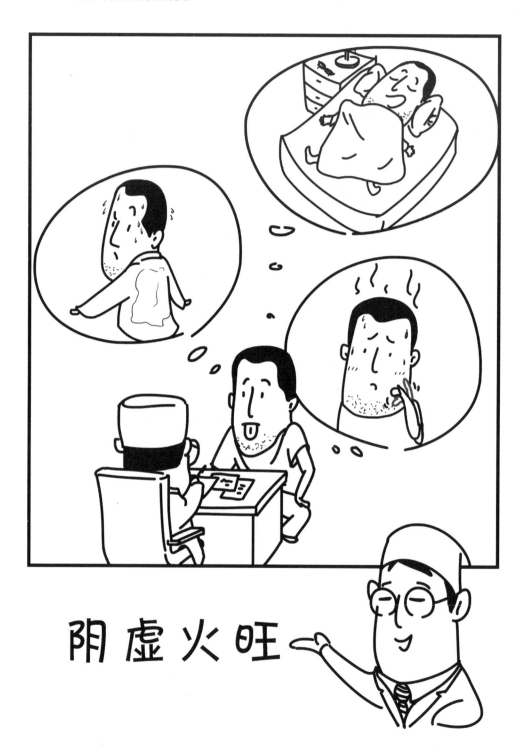

阴虚火旺

盗汗是常见的身体不适，也是一种亚健康状态，主要表现为睡觉时汗出，醒后即止，常伴有自汗、五心烦热、精神不振等。《丹溪心法》中说："盗汗属血虚、阴虚。"盗汗的发生与身体虚弱，阴液不足，虚火内生有密切的关系。肺结核以咳嗽、咯血、潮热、盗汗及身体逐渐消瘦为特征，其主要病理机制是正气不足，肺阴亏虚，阴虚火旺，盗汗的出现主要是由于肺之阴液不足，虚火内生，阴虚火旺，火热逼津液外泄的缘故。中医辨证属于肺阴亏虚、阴虚火旺所导致的盗汗者并不少见，并非肺结核所独有，也可见于经常操心熬夜的脑力劳动者，各种辅助检查可无明显异常。

中医讲肺主气，司呼吸，在体合皮，其华在毛，由于思虑劳倦、操心劳累、精神压力大等原因，致使阴血暗耗，阴液不足，肺阴亏虚，阴虚则火旺，虚火内生，致使肺主皮毛的功能失常，火热逼津液外泄，所以出现盗汗，甚至自汗。由于虚热内扰，所以常有五心烦热，失眠多梦；至于两颧部发热，显然也是肺阴亏虚，阴虚火旺，虚火上扰的缘故，虚火上扰于脸面之两颧部，便出现两颧部感觉发热。

小贴士

出汗是人体的生理现象，在天气炎热、穿衣过厚、饮用热汤、情绪激动、劳动奔走等情况下，出汗量可增加。被子过厚、室内温度过高等外界因素影响致使睡觉中汗出，并不属病态，只有在无其他诱因的情况下经常性地睡觉中汗出，醒来自止者，才是真正的病态盗汗。

中医有办法

阴虚火旺常盗汗，滋阴清热功效见。对肺阴亏虚、虚火内生、阴虚火旺引起的盗汗，治疗调养当从滋阴养肺，清降虚火，固涩敛汗上下功夫。当然，由于肾为水脏，是一身阴液之根，肺属金，肾属水，金能生水，水能润金，肺阴不足者，必有肾阴虚存在，肾阴亏虚者，也常伴有肺阴虚，在调治肺阴亏虚、阴虚火旺引起的盗汗时，应做到肺、肾同调，滋肾与养肺并施，滋阴与降火同行，使阴液足，虚火清，肺之卫外功能正常，盗汗自可逐渐消失。

加减麦味地黄汤

【组成】生地黄、熟地黄、山药各 15 克，北沙参、玉竹、白芍、麦冬各 12 克，茯苓、丹皮、泽泻、五味子各 9 克，牡蛎 24 克，浮小麦 30 克，甘草 6 克组成。

【用法】每日 1 剂，水煎取汁，分早、晚 2 次温服。

【方解】方中熟地黄、生地黄、山药、丹皮、泽泻、茯苓、麦冬、五味子取麦味地黄汤之意，以滋肾养肺，金水相生，滋阴清热降火，五味子还能敛肺滋肾、生津敛汗；加北沙参、玉竹、白芍滋阴生津、润肺止咳；浮小麦、牡蛎固表止汗；甘草调和诸药。上药配合，具有滋肾养肺、滋阴降火、固涩敛汗之功效，使阴液足，火热除，肾水得补，肺金得养，肺之卫外功能恢复正常，则盗汗、自汗、五心烦热等自可逐渐消除。

需要注意的是，引起盗汗的原因复杂多样，并不是仅仅肺阴亏虚、阴虚火旺那么简单，从中医辨证的角度来讲，肾阴亏虚、虚火内生也是引起盗汗常见的原因，而且肺阴亏虚与肾阴亏虚常同时存在。从西医学的角度来说，盗汗可单独出现，也可伴见于其他疾病中，如甲状腺功能亢进、自主神经功能紊乱、风湿热、肺结核等，都可出现盗汗，这些都是治疗调养盗汗时应当注意的。比如对肺结核引起的盗汗，必须在治疗控制肺结核的基础上应用中药调理，才能取得好的效果，如果见汗止汗，治标不治本，不仅难以取得满意的效果，还容易延误病情。当出现盗汗的情况时，切不可简单地认为是肺阴亏虚、阴虚火旺，一定要先找医生咨询诊治，以免耽误病情。

我曾遇一位 64 岁的患者，平素身体较为瘦弱，睡眠不太好，半年前开始经常夜晚睡觉时盗汗，自认为是身体虚弱造成的，始终没放在心上，后来在盗汗的同时又出现了咳嗽，偶尔还有痰中带血丝，才警觉起来，到医院就诊检查，已是肺癌晚期，这个病例充分说明了详细诊查的重要性。

👍 调养小妙招

肺阴亏虚、阴虚火旺引起的盗汗，关键在于预防，注意滋阴养肺，防止肺之阴液亏虚，不仅是治疗调养肺阴亏虚、阴虚火旺引起的盗汗的重要手段，而且是预防肺阴亏虚、阴虚火旺盗汗发生行之有效的方法。调治肺阴亏虚、阴虚火旺引起的盗汗，除服用中药汤剂加减麦味地黄汤外，也可选取中药五味子、牡蛎肉，选用中药单方。保持规律化的生活起居，注意休息，避免过度疲劳，以及药物贴敷、耳穴贴压、饮食调养等，也都是不错的自我调养方法。

1 选取中药五味子、牡蛎肉

用中药调治肺阴亏虚、阴虚火旺引起的盗汗，我常用五味子，若用药食两用之品调养肺阴亏虚、阴虚火旺引起的盗汗，我推崇使用牡蛎肉。

五味子

五味子为木兰科多年生落叶藤本植物五味子或中华五味子的成熟果实，中医学认为，其味酸、甘，具有敛肺滋肾、生津敛汗、涩精止泻、宁心安神等作用。适用于久咳虚喘，津伤口渴，消渴，久泻不止，自汗盗汗，遗精滑精，以及心悸失眠、多梦等。五味子具有较好的敛肺滋肾、生津敛汗作用，用于治疗肺阴亏虚、阴虚火旺引起的盗汗，有很好的改善五心烦热、失眠多梦以及盗汗、自汗效果。

采取五味子调治肺阴亏虚、阴虚火旺引起的盗汗，可取五味子、麻黄根各9克，牡蛎20克，每日1剂，水煎服。也可取五味子9克，麦冬、地骨皮各15克，浮小麦30克，每日1剂，水煎服。

若以五味子为主要原料制成食疗方调养肺阴亏虚、阴虚火旺引起的盗汗，可选用核桃五味子糊、五味子泥鳅汤、五味子乌鱼汤。

核桃五味子糊：取核桃5~8个，去壳取核桃仁，取五味子2~3克洗净，蜂蜜适量，共捣成糊状服食，每日2次。

五味子泥鳅汤：五味子9克，泥鳅100克，食盐适量。将五味子洗净，用纱布包好，将泥鳅用热水洗去黏液，再剖腹去净内脏，然后将泥鳅入油锅中煎至焦黄色，与五味子一并放入砂锅中，加适量清水煮汤，小火慢煮1小时后，加少许食盐调味，每日1~2次，温热服食。

五味子乌鱼汤：五味子10克，乌鱼1条（重约250克），食盐适量。将五味子洗净，用纱布包好，乌鱼杀死，去鳞鳃及内脏，洗净后切成段，在油锅中稍煎后，与五味子一同放入砂锅中，加加适量清水煮汤，小火慢煮1小时后，加少许食盐调味，每日1~2次，温热服食。

牡蛎肉

牡蛎肉为牡蛎科巨牡蛎属动物牡蛎的肉，中医学认为，其味甘、咸，性凉，具有滋阴养血、调中补虚、清肺补心、健脑安神之功效。牡蛎肉为药食兼备之品，适宜于热病伤津、烦热失眠、心悸不安、盗汗自汗、妇女血亏、消渴等患者食用，常食之对改善睡眠，消除心悸心烦，调养盗汗、自汗等，大有帮助。

现代研究表明，牡蛎肉含有糖类、牛磺酸、多种氨基酸、维生素 A、维生素 B_1、维生素 B_2、维生素 D、维生素 E，以及铜、铁、锌、磷、钙等微量元素，具有营养大脑、安神益智之功效，有"益智海味""海中牛奶"之称。《医林篡要》中有牡蛎"清肺补心，滋阴养血"之论述，所以很适合肺阴亏虚、阴虚火旺引起的盗汗者食用。

牡蛎肉的肉质较嫩，味道鲜美，易于消化吸收。牡蛎的吃法很多，可将牡蛎肉与鸡蛋同炒，也可将鲜牡蛎肉挂上面糊在平底锅上煎黄，再加上茼蒿菜蘸上花生酱食用，清香鲜嫩。鲜牡蛎肉还可以煮汤，用于涮鱼片。牡蛎经加工晒干，与猪肉、枸杞子、木耳一起煲汤，有一种特有的香味，对于体质虚弱者以及肺阴亏虚、阴虚火旺引起的盗汗者最为适宜。

2 选用中药单方

下列调治盗汗的中药单方，简单有效，如因肺阴亏虚、阴虚火旺而经常盗汗，不妨试一试。

◎处方一

【组成】乌梅 10 个，浮小麦 15 克，大枣 5 枚。

【用法】每日 1 剂，水煎取汁，分早、晚 2 次服。

◎处方二

【组成】浮小麦、糯稻根各 30 克。

【用法】每日 1 剂，水煎取汁，分早、晚 2 次服。

◎处方三

【组成】栀子 12 克，淡豆豉 9 克，麦冬 15 克，浮小麦 18 克。

【用法】每日 1 次，水煎取汁，分早、晚 2 次服。

◎处方四

【组成】百合、玄参、枸杞子各 12 克，五味子 9 克，炙甘草 6 克。

【用法】每日 1 次，水煎取汁，分早、晚 2 次服。

◎处方五

【组成】百合 24 克，玄参 12 克，北沙参 15 克，浮小麦 18 克。

【用法】每日 1 次，水煎取汁，分早、晚 2 次服。

◎处方六

【组成】百合 24 克，北沙参、夏枯草各 15 克，玉竹子 2 克，浮小麦 18 克。

【用法】每日 1 次，水煎取汁，分早、晚 2 次服。

3 药物贴敷

药物贴敷调养疾病，取材简单，方便实用，深受人们的喜欢，采取药物贴敷法调养肺阴亏虚、阴虚火旺引起的盗汗，可选取下列方法。

◎方法一

【组成】大蒜、吴茱萸各 10 克。

【用法】将吴茱萸与大蒜分别捣烂，混匀后调成膏状，敷于双足底涌泉穴，用纱布覆盖，胶布固定，24 小时后取下。通常每 3 日贴敷 1 次，3~5 次为 1 个疗程。

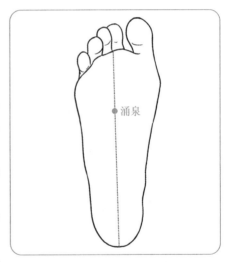

◎方法二

【组成】五倍子、黄柏各等份，米醋、蜂蜜各适量。

【用法】将五倍子、黄柏分别研为细末，混匀后加入米醋、蜂蜜调成糊状，用时取药糊适量，敷于脐窝中，用纱布覆盖，胶布固定。通常每日贴敷 1 次，5~7 次为 1 个疗程。

◎方法三

【组成】盐附子、生地黄各等份。

【用法】将盐附子、生地黄研成细末，混匀后加清水调成膏状，每次取适量，于晚上睡觉前将药糊敷于双足底涌泉穴，用纱布覆盖，胶布固定，次日晨起去掉。通常每晚贴敷 1 次，7~10 次为 1 个疗程。

◎**方法四**

【组成】黄连 15 克，阿胶、白芍、黄芩各 9 克，鸡蛋 1 个。

【用法】将黄连、阿胶、白芍、黄芩研为细末，用时取适药末量，用鸡蛋清调成膏状，分别贴敷于涌泉及神阙穴，用纱布覆盖，胶布固定。通常 1~2 日换药 1 次，7~10 次为 1 个疗程。

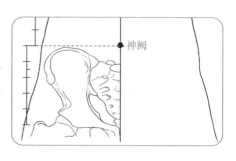

◎**方法五**

【组成】吴茱萸、肉桂各等份，蜂蜜适量。

【用法】将吴茱萸、肉桂研为细末，用时取药末适量，加蜂蜜调成膏状，于晚上睡觉前分别贴敷于一侧涌泉、神门、三阴交穴，用纱布覆盖，胶布固定，次日晨起去掉。通常每晚贴敷 1 次，左右两侧交替，7~10 次为 1 个疗程。

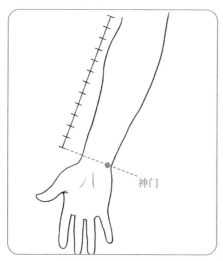
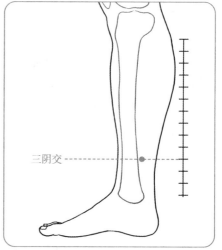

4 耳穴贴压

耳穴贴压简单易行，也是调养盗汗常用的方法。下面介绍几则适宜于调养肺阴亏虚、阴虚火旺引起的盗汗的耳穴贴压方法，当因肺阴亏虚、阴虚火旺而出现盗汗时，不妨试一试。

◎方法一

选取耳穴神门、肺、枕、心、交感、肝、脾、肾的位置，耳部常规消毒后，用 0.5 厘米 × 0.5 厘米大小的胶布，把王不留行籽分别贴压于上述耳穴上。通常两耳穴位交替贴压，3 日更换 1 次，5~10 次为 1 个疗程。贴压期间每日自行揉捏穴位 3~5 次，以局部有酸胀感为度。

◎方法二

选取耳穴神门、心、肺、皮质下、交感、肾的位置，耳部常规消毒后，用 0.5 厘米 × 0.5 厘米大小的胶布，将王不留行籽分别贴压于上述耳穴上。通常两耳穴位交替贴压，3 日更换 1 次，5~10 次为 1 个疗程。贴压期间每日午睡前及晚睡前各按压穴位 1 次，每次 2~3 分钟，以局部有酸胀发热感为度。

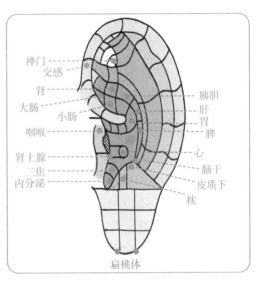

◎方法三

选取耳穴心、肝、肺、内分泌、脾、肾、神门、交感、皮质下、脑点的位置，耳部常规消毒后，用 0.5 厘米 × 0.5 厘米大小的香桂活血膏，把王不留行籽分别贴压在上述耳穴上。通常两耳穴位交替贴压，3 日更换 1 次，5~10 次为 1 个疗程。贴压期间每日自行按压穴位 3~5 次，以局部有酸胀感为度。

◎方法四

选取耳穴皮质下、神门、心、肾、肺、脾、枕、交感、肝、内分泌的位置，耳部常规消毒后，用 0.5 厘米 × 0.5 厘米大小的胶布，把王不留行籽分别贴压于上述耳穴上。通常两耳穴位交替贴压，隔日更换 1 次，5~10 次为 1 个疗程。贴压期间每日午睡前及晚睡前各按压穴位 1 次，每次按压 1~3 分钟，以局部有酸胀感为度。

◎方法五

选取耳穴心、肝、肺、肾、神门、枕、皮质下的位置，耳部常规消毒后，用 1 厘米 × 1 厘米大小的胶布，把大小适宜的半个绿豆分别贴压在上述耳穴上（粗糙面置于胶布，光滑面对准需贴压的耳穴）。通常两耳穴位交替贴压，3 日更换 1 次，5~10 次为 1 个疗程。贴压期间每日自行按压穴位 3~5 次，以局部有酸胀感为度。

5 饮食调养

在饮食的选择上，肺阴亏虚、阴虚火旺引起的盗汗者宜适当多吃黄瓜、莲藕、雪梨、百合、荸荠等具有滋阴清热作用的食物，尽量避免食用生姜、大葱、辣椒等辛辣刺激、温热香燥的食物，并注意戒酒，同时也可选用下列食疗方进行调养。

银耳豆腐

【组成】银耳 50 克，嫩豆腐 300 克，香菜叶 10 克，食盐、麻油、湿淀粉、鲜汤各适量。

【制法】将银耳用温水泡发、洗净，放在沸水锅中焯透，捞出后均匀地摆放在盘中。嫩豆腐压碎成泥，加入食盐、湿淀粉搅成糊状备用。在调好的豆腐泥上面撒上香菜叶，上笼蒸 5 分钟左右，取出后均匀地摆在装有银耳的盘子里。锅中加入鲜汤、食盐，烧沸后用少量湿淀粉勾芡，浇在银耳、豆腐上，淋上麻油即成。

【用法】当菜佐餐，随意食用。

杞麦甲鱼汤

【组成】枸杞子 30 克，麦冬 20 克，甲鱼 1 只（约 500 克），料酒、葱丝、生姜丝、精盐各适量。

【制法】将甲鱼宰杀，去内脏等，洗净，放入小盆中，加入适量清水，再放入枸杞子、麦冬、料酒、葱丝、生姜丝、精盐，清蒸至甲鱼熟烂即成。

【用法】吃甲鱼，并喝汤。

地黄枣仁粥

【组成】生地黄、酸枣仁各 30 克，大米 100 克。

【制法】将酸枣仁捣碎，与生地黄一同水煎去渣取汁，之后将药汁与淘洗干净的大米共煮成稀粥。

【用法】每日 2 次，分早、晚温热服食。

菊花肉丝拌菠菜

【组成】菊花 50 克，猪瘦肉 300 克，鲜菠菜 150 克，鸡蛋清、精盐、料酒、湿淀粉、鸡汤、香油、植物油、胡椒粉、生姜丝、葱丝、白糖各适量。

【制法】先将鲜菠菜洗净，用开水烫 3 分钟，捞出后拌入香油、精盐备用；菊花瓣用清水洗净，猪肉切丝，用鸡蛋清、精盐、料酒浆好；将鸡汤、湿淀粉、胡椒粉、白糖兑成滋汁待用。炒锅上旺火，加入植物油，烧至六成热时下入肉丝快炒，再加入生姜丝、葱丝炒几下，倒入滋汁快速翻炒，待收汁时，撒上菊花瓣颠匀，放入菠菜调和，稍热，起锅即成。

【用法】当菜佐餐，随意食用。

小贴士

肺阴亏虚、阴虚火旺引起的盗汗者应当注意日常饮食调养，做到合理饮食，科学配餐。遵循饮食宜忌而调理之，是恢复机体阴阳平衡，减轻或消除盗汗、自汗，五心烦热，失眠多梦等诸多身体不适，促使病体顺利康复的重要措施。

脾虚湿困口发甜，健脾化湿就能痊

主要表现

脾虚湿困引起的口发甜，主要表现为经常感觉口中有甜味，喝白开水也觉得甜，同时伴有饮食减少、身体困乏等。

选方用药

化湿醒脾汤（党参、茯苓、白术、薏苡仁各15克，滑石、陈皮各12克，砂仁、苍术、厚朴、白豆蔻、泽泻、半夏各9克，木香、甘草各6克）。每日1剂，生姜3片、大枣5枚为引，水煎取汁，分早、晚2次服。

调养妙招

服用中成药参苓白术丸，服食茯苓及以其为主要原料制成的食疗方，按摩或艾灸脾俞穴，选用药膳，坚持做睡前保健按摩等。

柴某今年 34 岁，以前不胖不瘦，身体很好，自从前年生小孩后，明显发福了，按标准体重计算方法算的话，已属中度肥胖。曾经有意识地控制饮食一段时间，体重没有再出现大的变化。可不知为什么，近半年来她食欲差了，饮食量明显减少了，同时还总感觉身体困乏没精神，吃过饭总想在床上躺一会儿，不愿活动，没有吃过糖果之类的甜食口中也总有种甜甜的味道。曾到医院就诊，也检查过血脂、血糖、肝功能、肾功能等，都没有发现明显异常，医生让观察一段时间，她有点不放心，找到我想用中药调理一下。我让她加强锻炼，注意饮食调养，尽量不吃甜食和辛辣油腻的食物，同时从健脾益气、化湿醒脾入手，给他开了化湿醒脾汤，让她每日 1 剂，以生姜 3 片、大枣 5 枚为引，水煎取汁，分早、晚 2 次服。如此守方加减，调理 5 周后，人有精神了，身体轻松了，饮食正常了，口中发甜的感觉也逐渐消失了。

口中发甜又称口甜，中医称之为"口甘"，这些人即使喝白开水也感觉甜，或甜而带有酸味。脾主运化、开窍于口，《灵枢·脉度》中有"脾气通于口，脾和则口能知五谷矣"的记载，从中医学的角度来讲，口发甜应当从脾找原

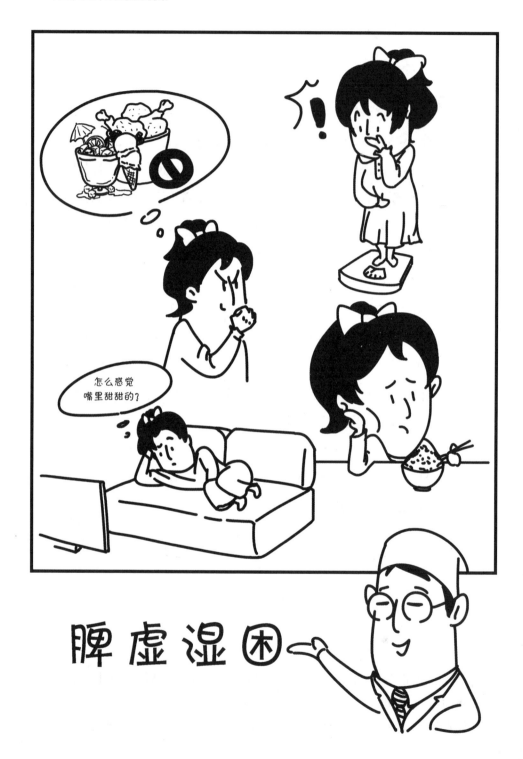

脾虚湿困

因，绝大多数是脾虚湿困造成的。

中医认为脾主运化，脾开窍于口，饮食口味正常与否全赖脾的运化功能，脾的功能强健，运化正常，则口味鲜香，饮食正常。如果脾气虚弱，失于健运，不能正常运化，则不可避免地影响食欲，出现饮食减少，以及口淡无味、口甜、口黏、口苦等口味异常。这当中，脾虚运化失常、湿浊困脾常出现口甜或口淡无味，而脾虚湿热滞留中焦则出现口黏、口苦等。

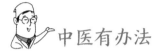

中医有办法

脾虚湿困口发甜，健脾化湿功效全。治疗调养脾虚湿困引起的口发甜，必须从健脾益气、化湿醒脾入手，脾的功能强健了，湿浊化了，"脾和"了，饮食和口味也就正常了，口中发甜的感觉自然没有了。我调治脾虚湿困引起的口发甜，通常是选用化湿醒脾汤，效果不错。

化湿醒脾汤

【组成】党参、茯苓、白术、薏苡仁各15克，滑石、陈皮各12克，砂仁、苍术、厚朴、白豆蔻、泽泻、半夏各9克，木香、甘草各6克。

【用法】每日1剂，以生姜3片、大枣5枚为引，水煎取汁，分早、晚2次服。

【方解】方中党参、茯苓、白术、半夏、陈皮、甘草、木香、砂仁、生姜、大枣取香砂六君子汤之意，以益气健脾、化湿和中、行气化痰；白豆蔻、厚朴、苍术、薏苡仁健脾化湿，醒脾开胃，行气和中；泽泻甘淡性寒，直达肾与膀胱，利水渗湿，有助于醒脾；滑石清热利湿，有助于防止湿邪郁而化热；甘草兼能调和众药。上药配合，具有健脾益气、化湿醒脾、开胃和中之功效。

小贴士

口中发甜不仅仅只限于糖尿病患者，对糖尿病引起的口中发甜，当以控制血糖为主，对于不是糖尿病而呈现口中发甜者，从中医角度来说绝大多数是由于脾虚湿困造成的，从调理脾虚入手，以健脾益气、化湿醒脾之法治之，常能取得满意的疗效。

📖 调养小妙招

除应用化湿醒脾汤治疗外，脾虚湿困引起的口中发甜还可服用中成药参苓白术丸，服食茯苓及以其为主要原料制成的食疗方，同时也可通过按摩或艾灸脾俞穴，坚持做睡前保健按摩，或选用药膳等进行自我调养。

1 服用中成药参苓白术丸

参苓白术丸

【组成】人参、茯苓、白术、山药、白扁豆、莲子、薏苡仁、砂仁、桔梗、甘草。

【功效主治】健脾益气，渗湿止泻。用于脾胃虚弱，体倦乏力，食少便溏，或吐或泻，形体消瘦，胸脘闷胀，面色萎黄等。

【用法用量】每次1袋（每袋重6克），每日3次，温开水送服。

【注意事项】宜饭前或进食时服用，不宜与感冒药同时服用，服药期间不宜喝茶和吃萝卜，泄泻兼有大便不通畅、肛门有下坠感者忌服。

老中医说 参苓白术散出自《太平惠民和剂局方》，具有较好的健脾益气、渗湿止泻功能。参苓白术丸由参苓白术散经现代制药技术加工生产而成，是临床最常用的中成药之一，也是一种非处方药。参苓白术丸以人参、茯苓、白术、甘草（四君子汤）补脾胃之气为主药；配以白扁豆、薏苡仁、山药之甘淡，莲子之甘涩，辅助白术健脾，又能渗湿而止泻；加砂仁之辛温芳香醒脾，佐四君子更能使中州运化，使上下气机贯通。桔梗为手太阴肺经引经药，配入本方，如舟楫载药上行，达于上焦以益肺。各药合用，补其虚，除其湿，行其滞，调其气，两和脾胃，所以很适合调理脾虚湿困引起的身体不适。

对不愿意服用中药汤剂或服用中药汤剂不方便的脾虚湿困引起的口中发甜者，用参苓白术丸调治，不仅服用方便，而且效果不错。

2 服食茯苓及以其为主要原料制成的食疗方

茯苓为多孔菌科真菌茯苓的菌核，是药食两用之品。中医学认为，茯苓味甘、淡，性平，具有健脾补中、利水渗湿、宁心安神之功效。凡脾虚湿困以及脾胃虚弱引起的食少纳呆，倦怠乏力，痰饮、泄泻，水湿内停所致的小便不利、水肿胀满，以及心脾两虚、心血不足、心神失养引起的惊悸失眠等，皆为必用之品。茯苓性质和平，补而不峻，利而不猛，既能扶正，又能祛邪，正虚（脾虚）邪盛（湿盛）均不可缺。著名医家李东垣总结它的功用有六："利窍而除湿，益气而和中，小便多而能止，大便结而能通，心惊悸而能保，津液少而能生"。我国自汉唐以来有记载的 200 多个主要中药方剂中，有茯苓者约占1/5，这说明茯苓的临床应用非常广泛。

茯苓不但自古入药用于治疗疾病，而且还很适合制作药膳和糕点类保健食品，比如茯苓面、茯苓糕、茯苓饼、茯苓酒、茯苓粥、茯苓包子、茯苓玫瑰蛋等，这些佳肴糕点味美清香，既能饱口福，又能祛病延年。清代皇宫内把茯苓饼作为保健补品，常当早点食用，有很好的养生健身功效，据说慈禧晚年也特别爱吃茯苓饼，还经常用茯苓饼赏赐大臣。

茯苓有很好的防病治病、强身健体效果，其健脾之功当不可没。由于茯苓性味平淡，"补而无碍胃之虞，利而无伤津之忧"，因此可以长期应用。茯苓为健脾补中、利水渗湿的良药，也是最常用的养生保健食品，对脾虚湿困引起的口发甜者来说，坚持食用茯苓能健脾益气，化湿利水，醒脾和中，对改善或消除经常感觉口中有甜味，增进食欲，解除身体困乏，恢复正常的精、气、神，十分有益，所以宜常吃多吃。

茯苓除组成汤剂入药治疗疾病外，也可制成食疗方以滋补强壮和调养身体不适。就用于调养脾虚湿困引起的口发甜来讲，常选用茯苓粥、茯苓包子、茯苓红枣粥、山药茯苓煎饼等。

茯苓粥

【组成】茯苓 50 克，大米 100 克。

【制法】将茯苓研末备用，大米淘洗干净放入锅中，加入清水适量，先煮大米至半熟，再加入茯苓末，继续煮至米熟粥成即可。

【用法】每日 2 次，分早、晚温热服食。

茯苓包子

【组成】茯苓粉 100 克，小麦面粉 1000 克，鲜猪肉 200 克，大葱、萝卜、生姜、食盐等包子馅料各适量。

【制法】将鲜猪肉洗净切碎，与适量的大葱、萝卜、生姜、食盐等包子馅料充分混合，制成包子馅，把茯苓粉、小麦面粉混匀，用水调成包子面胚，之后用包子面胚和包子馅包成包子，上锅蒸熟即成。

【用法】当主食食用。

茯苓红枣粥

【组成】茯苓粉 30 克，大米 100 克，红枣 10 枚。

【制法】将红枣、大米分别淘洗干净，之后与茯苓粉一同放入锅中，加入清水适量，文火煮至米熟粥成即可。

【用法】每日 2 次，分早、晚食用。

山药茯苓煎饼

【组成】山药粉、茯苓粉各 200 克，小麦面粉 300 克。

【制法】将山药粉、茯苓粉与小麦面粉混匀，用水调成糊状，上锅摊成煎饼，煎熟即成。

【用法】早、晚餐食用。

3 按摩或艾灸脾俞穴

脾俞穴位于第 11 胸椎棘突下旁开 1.5寸处，具有健脾益气、和胃止痛、升清利湿、化湿助运、解除肢体乏力和背部酸痛不适等多种功效，经常刺激脾俞穴可提升脾的功能，是重要的保健穴位，也是治疗调养胃肠疾病的要穴和常用的养生大穴。说起现代人的通病，我们首先想到的可能就是肥胖、消化不良、大便不成形、腰酸背痛、高脂血症等，其实这些情况从中医学的角度来看，都与脾虚失于健运有关。有一个穴位能从健脾的角度对上述情况进行有效的调理，这就是脾俞穴。

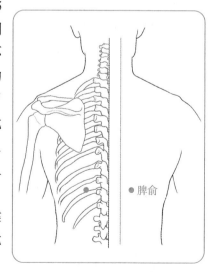

●脾俞

脾俞穴具有很好的健脾利湿作用，能帮助我们远离胃肠疾病以及多种疑难杂症，对脾虚湿困引起的口中发甜者来说，按摩或艾灸脾俞穴有很好的调养效果。按摩脾俞穴时，以揉按法为主，将食指和中指的螺纹面分别放在脾俞穴上，稍稍用力垂直压向穴位处皮肤，再带动皮肤做缓慢的环形运动，以穴位有酸胀感为佳。通常每次揉按 200 遍，每天 1~2 次，宜长期坚持。艾灸脾俞穴时，取艾条一根，将艾条的一端点燃，对准施灸的脾俞穴处，在距皮肤 2~3 厘米处进行回旋移动熏灸，以施灸部位皮肤有温热舒适的感觉为度。通常每次熏灸 10 分钟，每日熏灸 1 次，宜长期坚持。

4 选用药膳

用药膳调养脾虚湿困引起的口中发甜，当以健脾益气、化湿醒脾为原则，可选用荷叶米砂肉、海带薏仁鸡蛋汤以及白术泽泻大枣粥。

荷叶米砂肉

【组成】新鲜荷叶 5 张，猪瘦肉 100 克，大米 150 克，食盐、酱油、植物油、淀粉各适量。

【制法】先将大米淘洗干净，研为米砂；猪肉洗净，切成厚片，加入酱油、食盐、植物油、淀粉等，搅拌均匀备用。将荷叶洗净，切裁成 10 块，再把猪肉和米砂包入荷叶内，卷成长方形，放蒸笼中蒸 30 分钟，至猪肉和米砂熟透即可。

【用法】每日 1 次，佐餐食用。

海带薏仁鸡蛋汤

【组成】海带、薏苡仁各 30 克，鸡蛋 2 个，麻油、食盐各适量。

【制法】将海带用水泡发 12 小时，除掉杂质，用水冲洗干净，切成细丝；薏苡仁淘洗干净。之后把海带丝、薏苡仁一同放入锅中，加入清水适量，大火煮沸后，改用小火再炖，至薏苡仁熟烂，淋入鸡蛋清搅匀，再稍煮，调入麻油、食盐即成。

【用法】每日 1 次，随意食用。

白术泽泻大枣粥

【组成】白术 12 克，泽泻 9 克，大枣 3 枚，大米 50 克。

【制法】将白术、泽泻一同放入砂锅中，水煎去渣取汁，之后将药汁与淘洗干净的大米、大枣一同煮粥即可。

【用法】每日 2 次，分早、晚温热服食。

小贴士

　　脾虚湿困引起的口中发甜多见于盛夏时节，其发生与饮食无节制，比如嗜食肥腻食物、贪凉饮冷、喝啤酒及饮料过多等密切相关，克服不良饮食嗜好是消除口中发甜的重要一环，不注意饮食调养，病根不除，再好的药物也难以取得应有的效果。

5 坚持做睡前保健按摩

　　睡前保健按摩是运动与按摩相结合的一种自我保健强身方法，分叩齿、赤龙搅海、吞津咽液、擦手掌、擦腹腰、转辘轳、浴面以及擦足底 8 个步骤，具有调整脏腑功能、强身祛病之功效。脾虚湿困引起的口中发甜者坚持每天做睡前保健按摩，能强健脾胃，化湿和胃，增强消化系统功能，改善胃肠蠕动，有助于恢复正常口味。下面是具体练习方法。

　　叩齿　口轻闭，上下牙齿轻叩 32 次，但不要过分碰击。

　　赤龙搅海　接叩齿后，用舌尖在口腔内齿槽外，先向左逆时针轮转 16 次，再向右顺时针轮转 16 次，使津液满口。

　　吞津咽液　将口中津液分 3 次慢慢咽下，并随意念下入丹田(脐下 3 寸处)。

　　擦手掌　两手掌心互相摩擦，直至发热。

　　擦腹腰　趁两手发热，先擦腹部 3~5 分钟，或以中脘穴为中心，按顺时针方向摩腹 36 次。再用擦腰法将两手掌声雷动根及掌面贴附在腰部两侧，适当用力作上下往返摩擦，共擦 36 次左右，以有温热感为度。

　　转辘轳　双手叉腰，以臂肩带动腰部，先左后右，各转动 36 次。

　　浴面　两手掌互擦至热，采用浴面的方法，先擦前额部，次擦前额两侧，再擦面颊，每个部位各擦 1~3 分钟，而后擦整个颜面部，以颜面透热为度。

　　擦足底　擦热手掌，以涌泉穴为中心，搓搓揉摩足底，两足各 36 次。

心肾不交常失眠，
调理选用交泰丸

主要表现

心肾不交引起的失眠，主要表现为心烦失眠，可伴有精神疲倦，心悸健忘，腰膝酸软，男子遗精、女子月经不调等。

选方用药

交泰安神汤（牡蛎 24 克，炒酸枣仁 18 克，泽泻、丹皮、白芍、茯苓、柴胡、阿胶、当归、生地黄、熟地黄各 12 克，黄连 9 克，肉桂 3 克，甘草 6 克）。每日 1 剂，水煎取汁，分早、晚 2 次温服。

调养妙招

选择中药单方，耳穴贴压，自我按摩助眠，选用食疗方，练习安神助眠操等。

刘某今年 54 岁，是高中教师，时逢所教班级学生参加高考，加上儿子五一结婚，操心劳累，逐渐出现心烦失眠的症状，近段时间夜夜失眠，每晚仅睡 2~3 个小时，有时整夜睡不着，同时还伴有精神疲倦，心悸健忘，腰膝酸软。到学校卫生室找校医，校医让他每晚服用 2 片阿普唑仑。服药后他虽然睡眠有所改善，可第二天头昏沉沉的，一点精神也没有，一旦停服阿普唑仑，晚上还是睡不着。他找到我想用中药调理。刘某的失眠是由于随着年龄的增长，肾之阴精逐渐虚少，肾阴不足，加之操心劳累耗伤心阴，心火偏旺，心肾不交造成的。我让他停服阿普唑仑，调整好心态，并给他开了中药交泰安神汤，叮嘱他每日 1 剂，水煎服。他连续服用 1 周后，心烦失眠的情况明显好转了，守上方加减继续调理 3 周，睡眠就恢复正常了。

　　夜幕降临，繁星闪烁，辛勤劳作了一天的人们渐渐地进入甜美的梦乡。然而并不是每个人都能顺利地入眠，有的人入睡困难，很难马上睡着；有的人睡不安稳，噩梦频频，容易惊醒；有的人早醒，醒后不能再入睡；更有甚者辗转反复，彻夜难眠，苦不堪言，这些都是失眠的表现。失眠是现代人生活中最易发生的一种现象，在人的一生中，绝大多数都有过失眠的病史或正被失眠所困扰。

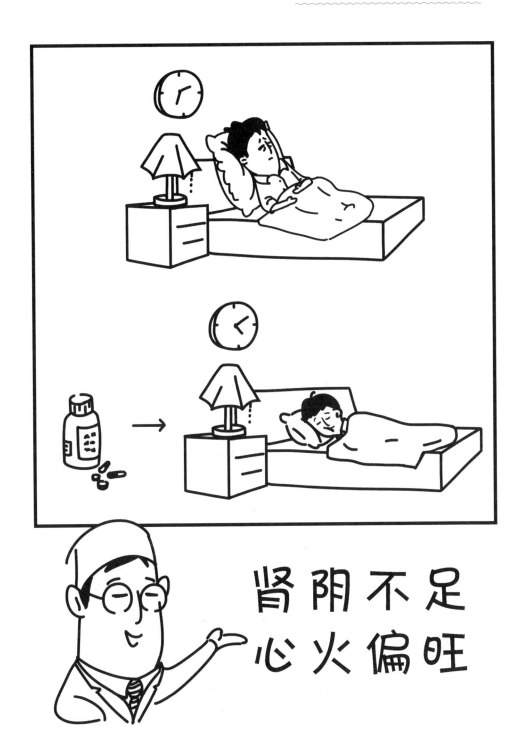

肾阴不足
心火偏旺

中医认为失眠的发生是机体脏腑功能紊乱，气血阴阳失调的表现，多数是由于暴怒、思虑、忧郁、劳倦、饱食、体质、环境以及久病等因素影响了心神，使心神失养或者心神被扰引起的。失眠的病位主在心，因心主神明，神安则寐，神不安则不寐，但与脾（胃）、肝（胆）、肾诸脏器也密切相关，心肾不交常引发失眠。

由于思虑过度，或者心情抑郁，或者房事不节等原因，致使心肾失于交通，火热扰心者，日常生活中并不少见，这些人的主要表现就是心烦失眠。心肾不交引起的失眠，主要表现为心烦失眠，同时可伴有精神疲倦，心悸健忘，腰膝酸软，男子遗精，女子月经不调等，这当中即有火热扰心的症状，也有肾之阴精亏虚、虚火内生的表现。对心肾不交引起的失眠，当用交通心肾之法，使心火下降，肾水上升，水火既济，得以维持人体正常的水火、阴阳平衡，心火不旺了，则不用镇静药而睡眠自可得以改善、逐渐恢复正常。

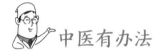 中医有办法

心肾不交常失眠，调理选用交泰丸。用中药治疗心肾不交引起的失眠，首选交泰丸。交泰丸出自《韩氏医通》，由黄连 30 克，肉桂 5 克组成。方中黄连清泻心火以制偏亢之心阳；肉桂温补下元以扶不足之肾阳。药虽二味，相反相成，能引火归元，交通心肾。尽管交泰丸是交通心肾的名方，但其用药较少，作用较弱，我治疗心肾不交引起的失眠，通常用交泰安神汤，效果不错。

交泰安神汤

【组成】牡蛎 24 克，炒酸枣仁 18 克，泽泻、丹皮、白芍、茯苓、柴胡、阿胶（烊化）、当归、生地黄、熟地黄各 12 克，黄连 9 克，肉桂 3 克，甘草 6 克组成。

【用法】每日 1 剂，水煎取汁，分早、晚 2 次温服。

【方解】方中黄连、肉桂取交泰丸之意，交通心肾，引火归元；泽泻、丹皮、白芍、茯苓、当归、生地黄、熟地黄、柴胡取滋水清肝饮之意，滋阴益肾，清肝降火；阿胶、炒酸枣仁养血宁心安神；牡蛎镇心安神；甘草调和诸药。上药合用，共成交通心肾、清心安神之剂。

老中医说 引起失眠的原因是复杂多样的，治疗失眠并不是单纯服用安眠药那么简单，有一部分失眠患者一遇到失眠就服镇静药，认为服药是解除失眠的最好办法，治疗失眠必用安眠药，这种观点是错误的。失眠用安眠药，犹如发热用退热药一样，只是一种治标不治本的方法。根据失眠临床表现和发病机制的不同，中医通常将失眠分为心肝火旺型、脾胃不和型、心肾不交型、肝郁化火型、痰热内扰型、阴虚火旺型、心脾两虚型、心胆气虚型8种基本证型，其治法和用药是各不一样的。

小贴士

从中医的角度来看，引起失眠的原因是多方面的，养心安神是治疗失眠的主要法则，但不是唯一法则，不加分析地一见失眠就用养心安神之剂是不可取的。

👍 调养小妙招

要从根本上解除失眠，首先要寻找原因，排除干扰，创造良好的睡眠环境，保持健康的心态和良好的情绪，改变不良的睡眠习惯。在此基础上，根据具体情况采取内服中药、耳穴贴压、自我按摩、饮食调养、练习安神助眠操等手段进行治疗调养，大多数失眠是能够很快得到纠正的。

1 选择中药单方

采用中药单方调养失眠，方法简单有效，当因心肾不交而心烦失眠时，不妨选用下面介绍的单方调理。

◎处方一

【组成】灯心草12克。

【用法】每日1剂，水煎取汁，晚上睡前服。

◎处方二

【组成】龙骨25克，酸枣仁、远志各15克。

【用法】每日1剂，水煎服。

◎处方三

【组成】玄参、枸杞子各 12 克，炙甘草 6 克。

【用法】每日 1 剂，水煎服。

◎处方四

【组成】百合 30 克，玄参 12 克。

【用法】每日 1 剂，水煎取汁，晚上睡前服。

◎处方五

【组成】栀子 12 克，淡豆豉 9 克。

【用法】每日 1 剂，水煎取汁，晚上睡前服。

◎处方六

【组成】夜交藤、生地黄各 10 克，麦冬 6 克。

【用法】每日 1 剂，水煎取汁，晚上睡前服。

◎处方七

【组成】酸枣仁 10 克，远志 6 克，麦冬 9 克。

【用法】每日 1 剂，水煎取汁，晚上睡前服。

◎处方八

【组成】酸枣仁粉 15~30 克，夜交藤、鸡血藤各 15~30 克。

【用法】每日 1 剂，将夜交藤、鸡血藤水煎取汁，晚上睡前送服酸枣仁粉。

◎处方九

【组成】石菖蒲、合欢皮、夜交藤各等份。

【用法】将上药水煎 3 次，滤渣取汁，之后将药汁浓缩成膏，贮存于瓶中备用。每次 6 克，每日 3 次，温开水送服。

◎处方十

【组成】丹参、酸枣仁各等份。

【用法】将丹参、酸枣仁共研为细末，贮瓶备用，每次 10 克，每日 2 次，于早上及晚上睡觉前半小时用温开水送服，10 日为 1 个疗程。

2 耳穴贴压

耳穴贴压也是调养失眠常用的方法，当因心肾不交而失眠时，可选用以下耳穴贴压的方法进行调理。

◎方法一

选取耳穴肝、心、交感、神门、肾，耳部常规消毒后，用0.5厘米×0.5厘米大小的胶布，把王不留行籽分别贴压于上述耳穴上。通常两耳穴位交替贴压，隔日更换1次，10次为1个疗程。贴压期间每日自行按捏穴位3~5次，其中每晚睡前必须按压1次，每次以使耳穴局部有酸胀感为度。

◎方法二

选取耳穴肝、心、肾、内分泌、神经衰弱点（垂前穴），耳部

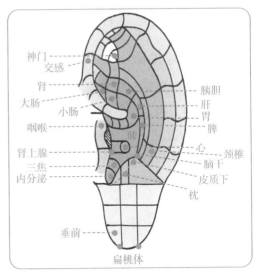

常规消毒后，用0.5厘米×0.5厘米大小的胶布，把王不留行籽分别贴压于上述耳穴上。通常两耳穴位交替贴压，隔日更换1次，10次为1个疗程。贴压期间每日自行按捏穴位3~5次，其中每晚睡前必须按压1次，每次以使耳穴局部有酸胀感为度。

◎方法三

选取耳穴肝、心、肾、神门、内分泌、枕、交感，耳部常规消毒后，用0.5厘米×0.5厘米大小的麝香止痛膏，把王不留行籽分别贴压于上述耳穴上。通常两耳穴位交替贴压，3日更换1次，6~8次为1个疗程。贴压期间每日自行按揉穴位3~5次，其中每晚睡前必须按压1次，每次以使耳穴局部有酸胀发热感为度。

◎方法四

选取耳穴心、神门、肾、皮质下、枕，耳部常规消毒后，用0.5厘米×0.5厘米大小的胶布，把王不留行籽分别贴压于上述耳穴上。通常两耳穴位交替贴压，隔日更换1次，10次为1个疗程。贴压期间每日自行按捏穴位3~5次，尤其夜晚睡前30分钟要按压1次，以耳郭发热微痛为度。

◎方法五

选取耳穴神门、交感、心、脾、皮质下、肾、内分泌、枕，耳部常规消毒后，用0.5厘米×0.5厘米大小的胶布，把王不留行籽分别贴压于上述耳穴上。

通常两耳穴位交替贴压，隔日更换 1 次，10 次为 1 个疗程。贴压期间每日自行按捏穴位 3~5 次，尤其夜晚睡前 30 分钟要按压 1 次，以耳郭发热微痛为度。

3 自我按摩助眠

自我按摩助眠可采取揉神门、运百会、按脘腹、按涌泉、按颞侧、推胫骨及抹眼球的方法，此法具有调和脾胃、清心除烦、镇静安神助眠之功效，坚持应用能有效改善睡眠，适宜于调养各种类型的失眠。

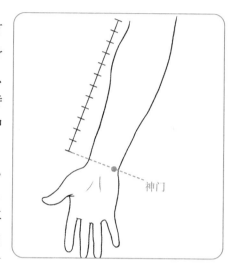

揉神门 此法具有宁心安神的作用。操作时取坐位，左手食指、中指相叠加，按压在右手神门穴上，按揉 2 分钟后再换右手操作。或用大拇指按压对侧神门穴各 5~10 次。按揉或按压神门穴后，可采取平时睡眠的习惯姿势，配合呼吸缓慢加深，渐渐入睡。

运百会 此法具有安眠定神之功效。操作时取卧位，两手轮流以食指、中指指腹按揉百会穴 50 次（或 1 分钟）。手指用力不能过重。

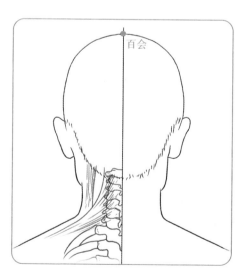

按脘腹 此法具有理气和胃、使人安然入睡之功能。操作时取卧位，左右

手分别横置于上腹部中脘穴和下腹部关元、气海穴，配合呼吸，呼气时按压中脘穴，吸气时按压气海、关元穴，持续操作 2 分钟。或用两手食指、中指叠加按压以上三穴位各 50 次，以轻度揉压为宜。

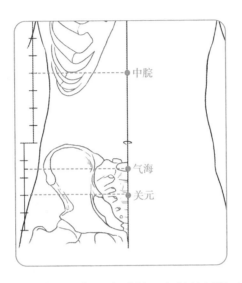

按涌泉　此法具有平衡阴阳气血之功效，坚持按压能改善睡眠。操作时取平坐位，两手中指指腹分别按压在两足底涌泉穴上，随一呼一吸，有节律地各按压 1 分钟。或按揉该穴 100 次。

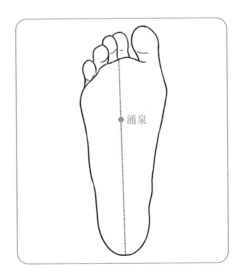

按颞侧　此法具有安神助眠之功效。操作时取坐位，两手拇指按压两侧风

池穴，两手小指按在两侧太阳穴上，其余手指微屈放在头部两侧，两手拇指和小指同时用力，按揉局部约1分钟。

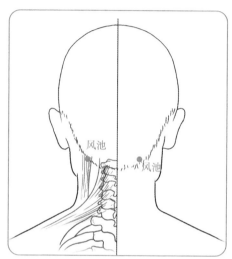
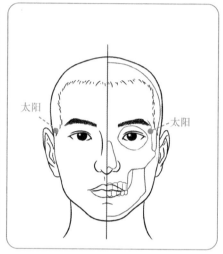

推胫骨 此法具有调和脾胃、宁心安神之功效。操作时取坐位，两手虎口分别卡在双膝髌骨下缘，拇指、食指按压阳陵泉穴和阴陵泉穴，然后沿胫骨向下用力推动，在经过足三里和三阴交两穴时加力按压，一直推到踝部，反复操作10~20次。或按揉足三里、三阴交穴各50次。

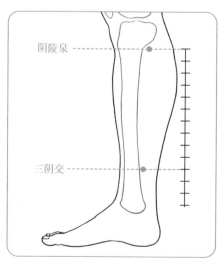
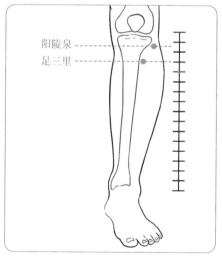

抹眼球 此法具有调养心气的作用，坚持应用有助于治疗失眠。操作时取

卧位、闭眼，将两手中指分别放于两眼球上缘，两手环指分别放在眼球下缘，然后在眼内外眦之间来回揉抹 20~30 次，用力要轻。

提示：以上各法，每晚可任选 1~3 种，睡前 1 小时进行自我按摩，若能持之以恒，绝大多数失眠者可摆脱失眠之困扰。同时，躺下后还需平心静气，排除杂念，然后闭目，默念松静，逐渐松弛全身肌肉，使身心自然、轻松、舒适。

小贴士

睡眠并不像人们常说的那样"想睡就睡"就行了，不良的睡眠习惯如饮酒催眠、蒙头而睡、睡前饮浓茶咖啡、临睡前思考问题等，都会影响正常睡眠。

4 选用食疗方

心肾不交引起的失眠者，宜适当多吃一些具有滋阴补肾、清热养心作用的食物，如鲜藕、莲子、百合、枸杞子等，尽量不吃生姜、辣椒、羊肉等辛辣刺激、温热香燥食物，也可选用一些食疗方进行调养，如茺蔚子粥、山楂配黄瓜、麦冬莲肉茯神羹等。

茺蔚子粥

【组成】茺蔚子 10 克，枸杞子 15 克，大米 100 克，白糖适量。

【制法】将茺蔚子、枸杞子水煎去渣取汁，将药汁与淘洗干净的大米一同放入锅中，加入清水适量，武火煮沸后，改用文火煮至米熟粥成，调入白糖即成。

【用法】每日 2 次，分早、晚服食。

山楂配黄瓜

【组成】鲜山楂 12 个，顶花带刺的嫩黄瓜 3 根。

【制法】将鲜山楂洗净，放入锅中蒸 20 分钟，凉后把山楂籽挤出留山楂肉；将嫩黄瓜先用少许盐水洗，再用清水冲洗。

【用法】在早、中、晚饭中，每顿吃 4 个山楂，同时在早、中、晚饭后

1~2 小时内各吃 1 根嫩黄瓜。

麦冬莲肉茯神羹

【组成】麦冬 20 克，莲子肉 30 克，茯神 10 克，蜂蜜 30 毫升。

【制法】将莲子肉、茯神分别洗净，晒干，研成细粉备用。把麦冬洗净放入锅中，加适量清水，煎煮成稠汤，去渣取汁，趁热加入莲子肉粉、茯神粉，煮成稠羹，待温时加入蜂蜜，搅拌均匀即成。

【用法】每日 2 次，分早、晚服食。

黑豆莲藕乳鸽汤

【组成】黑豆 50 克，莲藕 250 克，陈皮 1 块，乳鸽 1 只，大枣 4 枚，麻油、食盐各适量。

【制法】先将黑豆放入铁锅中干炒至豆衣裂开，再用清水洗净，晾干备用。将乳鸽宰杀，去毛、杂及内脏，洗净备用。把莲藕、大枣、陈皮洗净，莲藕切成块，大枣去核。取汤锅上火，加适量清水，用武火烧沸，入黑豆、莲藕、乳鸽、大枣和陈皮，用中火继续炖约 3 小时，加入食盐调味，淋上麻油即成。

【用法】当菜佐餐，随意食用。

茯苓白鸭冬瓜汤

【组成】茯苓、麦冬各 30 克，白鸭 1 只，冬瓜（去皮）500 克，葱花、生姜丝、食盐、十三香、酱油、香油各适量。

【制法】将白鸭宰杀，去毛、杂及内脏，洗净；将茯苓、麦冬用纱布包裹放入鸭腹中。将白鸭放入锅中，加入清水适量，武火煮沸后，改用文火炖至鸭肉八成熟，再加入冬瓜（切块）、葱花、生姜丝、十三香、酱油、食盐，继续炖至鸭肉、冬瓜熟烂，用香油调味。

【用法】食鸭肉、冬瓜，并饮汤。

5 练习安神助眠操

安神助眠操具有较好的安神助眠功效，坚持练习可消除心烦急躁、心悸健忘等自觉症状，改善睡眠，是心肾不交之失眠者行之有效的自我调养方法。安神助眠操分举双臂运动、举肩肘运动、全身肌肉调节运动、头颈部肌肉调节运动、下肢肌肉调节运动、腰背肌肉调节运动、腹肌调节运动以及卧位全身肌肉放松共 8 节，宜于晚上睡觉前练习，练习时应注意排除杂念和其他干扰。

举双臂运动

【预备姿势】双脚自然站立，双臂自然下垂于体侧，两眼平视前方。

【做法】双臂前平举，双手用力握拳，使上肢肌肉收缩，同时吸气；然后呼气，双臂下垂并做前后摆动，使双臂及肩部肌肉高度放松。可反复练习 6~9 次。

举肩肘运动

【预备姿势】双脚平行站立，距离与肩等宽，双臂自然下垂于体侧，全身放松。

【做法】双臂屈肘平举，双手握拳置于胸前，用力使肩部、双臂的肌肉紧张，同时吸气；然后呼气，双臂放下，放松肌肉。可反复练习 6~9 次。

全身肌肉调节运动

【预备姿势】双脚自然站立，双腿并拢，双臂自然下垂于体侧，双手十指交叉互握。

【做法】双脚跟踮起，双手掌心向上举至头顶，使全身肌肉收缩，同时吸气；然后双手放下，全身肌肉尽量放松，自然呼气。可反复练习 6~9 次。

头颈部肌肉调节运动

【预备姿势】坐位，双手互握置于头枕部。

【做法】头用力后抑，双手用力向前对抗，下颌用力内收，使肌肉收缩，同时吸气；然后头颈、手全部放松，呼气。反复练习 6~9 次后，用双手上下擦脸正、侧面及耳后各 10 次。

下肢肌肉调节运动

【预备姿势】坐位，双手置于双膝上。

【做法】双手用力压大腿，双脚用力踩地面，使下肢股骨紧张，同时吸气；然后下肢及上臂肌肉放松，同时呼气。可反复练习 6~9 次。

腰背肌肉调节运动

【预备姿势】床上仰卧位，双手叉腰。

【做法】双侧肘臂往下按，背、腰部挺起，使腰背肌紧张，同时吸气；然后两臂放松，腰背放松、落下，同时呼气。可反复练习 6~9 次。

腹肌调节运动

【预备姿势】床上仰卧位，双手十指交叉置于脑后。

【做法】稍抬头，使腹肌紧张，同时吸气；然后头垂下，腹肌放松，同时呼气。可反复练习 6~9 次后，双手重叠放置腹部，沿顺时针方向按摩 3~5 分钟。

卧位全身肌肉放松

【预备姿势】仰卧位，双手放于身体两侧。

【做法】通过默念"放松，感觉很舒服"，使全身肌肉放松，情绪逐渐入静。

对失眠者来说，药物治疗固然重要，自我调养也不可缺少，消除影响睡眠的种种心理因素，合理安排生活，注意饮食调节，是顺利康复的重要措施。

耳鸣多因肾阴虚，常服六味地黄丸

主要表现

肾阴亏虚引起的耳鸣，主要表现为耳鸣、听力下降，同时伴有腰酸腿软，头晕目眩，失眠健忘，口燥咽干，甚至有盗汗、遗精等。

选方用药

六味地黄汤（熟地黄、怀山药各 18 克，山茱萸 15 克，茯苓 10 克，丹皮、泽泻各 9 克）。每日 1 剂，水煎取汁，分早、晚 2 次温服。

调养妙招

选用中成药六味地黄丸、耳聋左磁丸，按摩耳郭、揉搓耳垂，应用药枕，自我按摩涌泉、太溪穴，服用食疗方等。

我同学老张，今年 53 岁，从前年下半年开始，经常有耳鸣如蝉叫的感觉，同时伴有腰酸腿软、头晕、失眠，看过五官科，也看过内科，检测血压、血糖、血脂以及检查头颅 CT、颈椎磁共振等，都没有发现明显异常，后来找到我，我给他开了六味地黄汤，让他每日 1 剂，水煎取汁，分早、晚 2 次温服。如此坚持服用 2 个多月后，头晕及耳鸣如蝉叫的感觉逐渐消失了，睡眠改善了，腰腿也轻松有力了。之后，他又接连介绍了几位经常耳鸣的患者找我，调理一段时间后，耳鸣的毛病也都逐渐减轻、消失了。现在老张常给人讲我会调治耳鸣，有绝招。其实我并没有什么绝招，也不是说我多么会调治耳鸣，只不过对发生耳鸣的原因判断准确，用药对证罢了。

耳是听觉器官，耳鸣是一种在没有外界声、电刺激条件下，人耳主观感受到的声音，是发生于听觉系统的一种错觉，其声响有高有低，音调多样，或如蝉鸣，或如风声，或如流水声夹杂蟋蟀的叫声，耳鸣可为阵发，也可为持续性，有的耳鸣伴有耳聋，也有的单有耳鸣而不耳聋。中医学认为，脑为髓之海，肾开窍与耳，耳的听觉功能灵敏与否，与肾有密切关系。只有肾之精气充足，阴血不虚，髓海得养，才能听觉灵敏，分辨力高。反之，若肾之精气不足，阴血亏虚，也就是肾虚了，必然导致髓海空虚，出现听力减退，或见耳鸣，甚至耳聋，我们常听人说"某某耳鸣耳聋，恐怕是肾虚了"，就是这个道理。

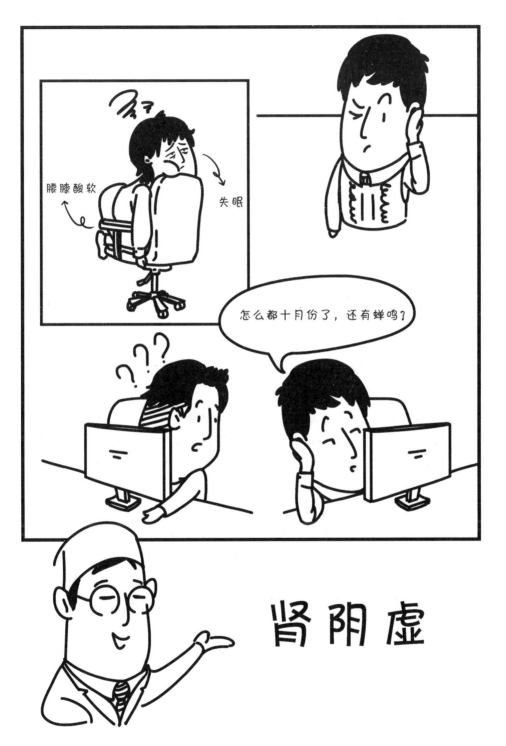

中老年人随着年龄的增长，常常会出现耳鸣、听力下降，主要是因为随着年龄的增长，肾之精气逐渐衰少，肾精亏耗，阴血不足，也就是肾虚造成的。就好比我们种庄稼，只有土地有充足的水分和必需的营养物质，庄稼才能苗壮成长，反之如果土地干旱或缺乏必需的营养物质，庄稼必然长的黄瘦、呈现为弱苗，甚至因缺水而蜷曲、耷拉头。

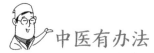 中医有办法

要预防或治疗调养中老年人耳鸣、听力下降，就必须从补肾上下功夫。可能大家都知道，肾虚有肾阳虚和肾阴虚的不同，其治疗调养措施是各不一样的，不过就中老年人耳鸣、听力下降来看，一般都是肾阴亏虚引起的，所以治疗调养中老年人耳鸣、听力下降，通常采取滋阴补肾的方法。

也许您要问，你说耳鸣是由肾阴亏虚引起的，可有的医生说是肝肾阴虚导致的，怎么说的不一样啊，其实这两种说法都没错，要说清楚其中的道理，还得从"肝肾同源"说起。中医认为肝属乙木，肾属癸水，水能生木，肝肾相关。肝藏血，肾藏精，精血都是由水谷精微化生的，且能相互滋生，肾精可以化为肝血，同时肾精也需依赖肝血的滋养而保持充足，肾精与肝血，一荣俱荣，一损俱损，休戚相关，二者相互滋生，相互转化，精能生血，血能生精，且均来源于脾胃运化的水谷精微，所以说"肝肾同源"，亦称之为"乙癸同源""精血同源"。在病理上，肝之阴血不足与肾阴亏损常相互影响，以至出现耳鸣耳聋、头晕目眩、腰膝酸软等肝肾阴虚的症状，所以临床中常补肾养肝并行，对肾阴虚者通常采取滋补肝肾的方法进行调养。

判断是不是肾阴亏虚引起的耳鸣、听力下降，并不困难，只要以耳鸣、听力下降为突出表现，同时伴有腰酸腿软，头晕目眩，失眠健忘，口燥咽干，甚至有盗汗、遗精，查看舌质红，少苔，脉沉细数，就可做出肾阴亏虚的判断。临床中我调治肾阴亏虚引起的耳鸣、听力下降，通常都是选用六味地黄汤，效果不错。

六味地黄汤

【组成】熟地黄、怀山药各 18 克，山茱萸 15 克，茯苓 10 克，丹皮、泽泻各 9 克。

【方解】该方是由著名的六味地黄丸变换剂型而来，选用汤剂是为了增强疗效。方中以熟地滋肾填精为主药，辅以山茱萸养肝肾而涩精，山药补益脾阴而固精，三药合用，以达到三阴并补之功，这是补的一面；又配茯苓淡渗脾湿，以助山药益脾，泽泻清泄肾火，并防熟地之滋腻，丹皮清泄肝火，并制山茱萸之温，共为佐使药，这是泻的一面。各药合用，使之滋补而不留邪，降泄而不伤正，补中有泻，寓泻于补，相辅相成，是通补开合的方剂。

小贴士

从中医学的角度来看，并不是所有的耳鸣都是肾阴亏虚造成的，比如肝胆火盛、风热上扰以及清气不升等也都可引起耳鸣，当出现耳鸣时，应注意分辨，最好找医生咨询就诊，以免出现失误。

调养小妙招

"肾虚难调""耳鸣难治"，一旦肾虚了，出现了耳鸣、听力下降，其调治并非一朝一夕之功，要有持久战的准备。必须指出的是，肾阴亏虚引起的耳鸣、听力下降，并不是百分之百都能调治好，其中有一些患者由于种种原因，调养了很长时间，还是没有明显效果。中老年人随着年龄的增长，肾精亏虚而出现耳鸣、听力下降，这是自然规律。规律不可违，我们要做的是日常生活中注意补肾养阴，预防减少耳鸣、听力下降的发生，一旦因肾阴亏虚出现了耳鸣、听力下降，则应采取切实可行的措施进行治疗调养。

预防和调养肾阴亏虚引起的耳鸣、听力下降的方法有很多，除根据辨证服用中药汤剂六味地黄汤外，选用中成药六味地黄丸、耳聋左磁丸，按摩耳郭、揉搓耳垂，应用药枕，自我按摩涌泉、太溪穴，以及服用女贞桑椹粥、首乌枣米粥等食疗方等，也都有一定效果。当然，日常生活中还应重视节制房事、注意调畅情志、做到起居有常。

1 选用中成药六味地黄丸、耳聋左磁丸

六味地黄丸

【组成】熟地黄、山茱萸、丹皮、山药、茯苓、泽泻。

【功效主治】滋阴补肾。用于肾阴亏虚，头晕耳鸣，听力下降，腰膝酸软，骨蒸潮热，盗汗遗精，消渴等。

【用法用量】每次 8 丸，每日 3 次，温开水送服。

【注意事项】本方熟地黄滋腻滞脾，有碍消化，脾虚食少便溏者慎用。

老中医说 肾虚有肾阳虚、肾阴虚的不同，用药必须得对证。六味地黄丸具有滋阴补肾的作用，只适宜于肾阴亏虚者，而对肾阳虚者则适得其反，六味地黄丸虽是好药，但并不是所有的中老年人都适用。

耳聋左磁丸

【组成】熟地黄、山茱萸、山药、泽泻、丹皮、茯苓、石菖蒲、五味子、磁石。

【功效主治】滋阴补肾，潜阳聪耳。用于肾阴亏虚引起的头晕耳鸣、听力下降，遗精盗汗，失眠多梦等。

【用法用量】每次 9 克，每日 2 次，温开水送服。

【注意事项】忌吸烟饮酒，忌食辛辣、油腻食物。

老中医说 调治肾阴亏虚引起的耳鸣、听力下降，除服用六味地黄汤、六味地黄丸外，还有一种中成药不得不说，此药就是耳聋左磁丸。方中以六味地黄丸滋阴补肾治其本，加五味子敛肺滋肾、宁心安神、涩精止泻，石菖蒲芳香开窍，磁石潜阳安神、聪耳明目，诸药配合，共达滋阴补肾、潜阳聪耳之功效。

在六味地黄丸、耳聋左磁丸中，都用有熟地黄、山茱萸滋阴补肾，也都用有泽泻、丹皮清泄肾火，也许您会问，对肾阴亏虚者来说，滋阴补肾就行了，为什么同时还要清泄肾火呢？这是因为"阴虚生内热"的缘故。

2 按摩耳郭、揉搓耳垂

按摩耳郭、揉搓耳垂也能调养中老年人肾虚耳鸣、听力下降。耳为人体

经脉汇聚之所，通过按摩耳郭，可调和人体阴阳，不仅能够起到补肾滋阴降火的作用，还可健脑、聪耳、明目等，对于肾阴虚火旺引起的头痛头晕、耳鸣耳聋、失眠健忘、两眼昏暗都有一定的缓解作用。按摩耳郭时，用掌心对着太阳穴，手掌倒着向下，按握住耳郭，轻揉10次，直到耳朵微红，有温热感为止，接着用双手掌把耳朵由后面带动耳郭向前扫，再回过来带动耳郭向后扫，如此反复做10次，最后双手握成空拳，以食指、拇指沿耳郭上下来回摩擦数十下，使之充血发热。

耳垂处血流丰富，耳垂处有头、额、眼、舌、牙、面颊等耳穴，按摩耳垂可对上述耳穴产生刺激作用，不仅可补肾去肾火，还可达到加强元气、激发和推动全身脏腑组织器官功能的作用，经常按摩耳垂有助于缓解肾阴虚火旺引起的头痛头晕、耳鸣、视物不清、心神不安、失眠多梦等。按摩耳垂通常是采取揉搓耳垂的方法，操作时用手指轻捏住耳垂，反复揉搓并用力前后上下拉动，力度以不疼痛为限，每日2~3次，每次做1分钟左右。也可以双手食指、拇指指肚分别提揉双耳垂，先轻轻捏揉耳垂半分钟，使其发红发热，然后揪住耳垂向下拉，再放手，让耳垂回原位置。

3 应用药枕

药枕养生保健以其简易、方便深受人们的欢迎，预防调养中老年人肾阴亏虚引起的耳鸣、听力下降，也可选择以下药枕枕用一段时间。

杞子芝麻枕

【组成】枸杞子750克，芝麻500克。

【制法】将枸杞子、芝麻分别晒干，混匀后装入布袋中，装入枕芯，制成杞子芝麻枕。

【功效】滋阴补肾，养血安神。

丹皮枸杞枕

【组成】丹皮150克，枸杞子200克。

【制法】将丹皮晒干，粉为粗末，与晒干的枸杞子充分混合后，用纱布包裹缝好，制成薄型枕芯，与普通枕芯配合使用。

【功效】滋阴补肾，清热养阴，活血化瘀。

鸡血藤枸杞枕

【组成】鸡血藤、白芍各 250 克，绿豆 500 克，枸杞子 1000 克。

【制法】将鸡血藤、白芍分别晒干，研为粗末，与晒干的绿豆、枸杞子充分混合，装入布袋中，纳入枕芯，制成药枕。

【功效】滋阴补肾，清热养阴。

小贴士

药枕确实能治疗调养中老年人肾阴亏虚引起的耳鸣、听力下降，药枕疗法通过药物的作用、经络调节及心理调节等，能滋阴补肾、养血安神、清降虚火，减轻头晕耳鸣、失眠健忘等症状，改善听力。

4 自我按摩涌泉、太溪穴

坚持按摩涌泉、太溪穴，也是调养肾阴亏虚引起的耳鸣、听力下降行之有效的方法。

涌泉穴位于足底，为养肾长寿的要穴，经常按摩涌泉穴能活跃肾之经气，引导肾脏虚火及上身浊气下降，具有补肾、养肝、明目、颐养五脏六腑的作用，对预防调养头痛、眩晕、耳鸣、失眠、健忘、哮喘、水肿、腰腿酸软无力、视力减退、性功能低下等均有一定作用。

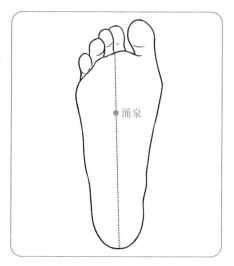

太溪穴位于足内侧，内踝后方，内踝尖与跟腱之间的凹陷处，也是补肾的要穴，有平衡协调阴阳之功，经常按摩太溪穴具有滋肾阴、补肾气、壮肾阳、理胞宫的功能，既能滋阴降火，又能培元补肾，既可调治肾阳虚引起的畏寒肢冷、神疲嗜睡、头昏目眩，又能调治肾

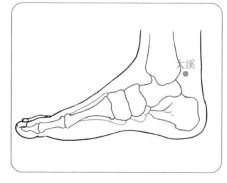

阴虚引起的五心烦热、头晕耳鸣、失眠健忘、腰膝酸软、口干舌燥等。

调养中老年人肾阴亏虚所致的耳鸣、听力下降，宜采取按摩涌泉、太溪穴相结合的方法，通常的做法是每晚睡前按摩，每次按摩 5~10 分钟。按摩涌泉穴时，用手掌来回搓摩涌泉及足底部位，要满面搓，以感觉发烫发热为度，搓毕再用大拇指指腹点按涌泉，最少点按 100 下，以感觉酸痛为度。按摩太溪穴时，用对侧手的拇指按揉，注意力量要柔和，以感觉酸胀为度。

5 服用食疗方

中老年人肾阴亏虚引起的耳鸣、听力下降者，在饮食的选择上，可适当多吃具有健脾益肾、滋补肝肾、滋阴清热作用的食物，如百合、枸杞子、桂圆、松子、核桃仁、黑豆、甲鱼、青菜等，同时也可选用女贞桑椹粥、首乌枣米粥、双耳甲鱼汤、天麻甲鱼汤等食疗方进行调养。

女贞桑椹粥

【组成】女贞子 15 克，桑椹 18 克，旱莲草 20 克，大米 100 克，冰糖适量。

【制法】将女贞子、桑椹、旱莲草分别淘洗干净，一同放入砂锅中，水煎去渣取汁，再将药汁与大米一同煮粥，待米熟粥成，加入冰糖使其溶化，调匀即成。

【功效】滋阴补肾养肝。

【用法】每日 2 次，分早、晚温热服食。

首乌枣米粥

【组成】何首乌 30 克，大米 100 克，大枣 6 枚，红糖适量。

【制法】将何首乌放入砂锅中，加入清水适量，水煎去渣取汁，之后把药汁与淘洗干净的大米、大枣一同放入锅中，加入清水适量，武火煮沸后，改用文火煮至米熟粥成，调入红糖即成。

【功效】滋补肝肾，益气养心。

【用法】每日 2 次，早、晚温热服食。

双耳甲鱼汤

【组成】银耳、黑木耳各 50 克，甲鱼 1 只（重约 750 克），葱段、生姜片、黄酒、香油、精盐各适量。

【制法】将甲鱼宰杀后从头颈处割开，剖腹，抽去气管，去内脏，剁去脚爪，入沸水锅中汆一下，刮去背壳黑膜，剁成数块，甲鱼壳与甲鱼肉一同放在汤锅内炖；把银耳、黑木耳水发后洗净，与精盐、葱段、生姜片、黄酒一同放入甲鱼锅中，炖至甲鱼肉熟烂入味时，捞去生姜片，淋上香油即成。

【功效】滋养肝肾。

【用法】佐餐食用。

天麻甲鱼汤

【组成】天麻18克，甲鱼400克，食盐适量。

【制法】将甲鱼宰杀，去内脏洗净，与天麻一同放入锅中，武火煮沸后，改用文火慢炖，至甲鱼熟烂，加入食盐，再煮3分钟即成。

【功效】滋阴养血，补肾健脑。

【用法】空腹食肉饮汤，每3日1次。

肾虚引发腰酸痛，从肾调出好腰板

主要表现

肾虚引起的腰部酸痛，以腰部酸沉不适、疼痛为突出表现，喜按喜揉，腿膝酸软，劳累时加重、休息后减轻，反复发作，同时伴有倦怠乏力。

选方用药

补肾壮腰汤（熟地黄 24 克，山药、山茱萸、当归、丹参、茯苓、白芍、泽泻、川续断、鹿衔草各 12 克，鹿角胶、川芎各 10 克，甘草 6 克，大枣 6 枚）。每日 1 剂，水煎取汁，分早、晚 2 次温服。

调养妙招

服用中成药，艾灸穴位，选用食疗方，自我按摩，练习强腰祛病操等。

龚某由于长期伏案工作，1年来腰部酸沉不适、疼痛，按揉后能缓解，过一会酸沉不适、疼痛又出现，遇劳累和寒冷加重，重时不能转侧，反复发作。她曾针灸治疗过，只能缓解一时，也曾服用过六味地黄丸，效果也不太明显。前段时间因搬家劳累，腰部酸沉不适、疼痛加重，她找到我想服用中药调理。我让她注意休息，平时注意保护腰部，给她开了补肾壮腰汤，让她每日1剂，水煎取汁，分早、晚2次温服，同时叮嘱她两手握拳，置于腰部脊椎两侧，由上到下反复推擦按摩，如此每次3~5分钟，每日按摩2~3次。经2周的治疗调养，龚某腰部酸沉不适、疼痛就完全消失了。

有这么一个熟悉的电影场景，一位领导干部，写了一个通宵的改革方案，天亮了才站起身，他会迎着朝阳长出一口气，用手捶捶酸沉不适的腰……腰部酸沉不适、疼痛是人们最常出现的身体不适之一。

腰痛与肾虚有密切的关系。《素问·脉要精微论》中说："腰者，肾之府，转摇不能，肾将惫矣。"《景岳全书·腰痛》中也有"腰痛证凡悠悠戚戚，屡发不已者，肾之虚也"的论述。腰为肾之府，乃肾之精气所溉之域，由于先天禀赋不足，加之劳累过度，或久病体虚，或年老体衰，或房事不节，以致肾精亏损，无以濡养筋脉，出现腰部酸沉不适、疼痛。

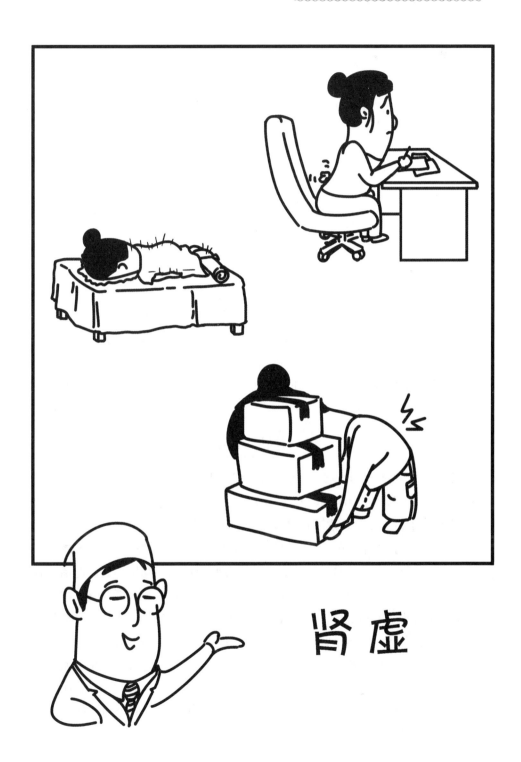

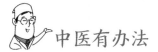

小贴士

从中医的角度来讲，并不是所有的腰部酸痛都与肾虚有关，比如瘀血、湿热、寒湿等也都可以引起腰痛，当我们出现腰部疼痛时，应注意分辨，最好是找医生咨询就诊，以免出现失误。

如果您想判断是不是肾虚引起的腰痛并不困难，只要以腰部酸沉不适、疼痛为突出表现，喜按喜揉，腿膝酸软，劳累时加重，休息时减轻，反复发作，同时伴有倦怠乏力，就可做出肾虚腰痛的判断。

中医有办法

肾虚引发腰酸痛，从肾调出好腰板。应用中药汤剂调治肾虚引起的腰部酸沉不适、疼痛，我常用补肾壮腰汤。前面所说的龚某，其腰痛是由于肾虚引起的，我给她开了补肾壮腰汤，以补肝肾，益精血，强筋骨，通经络，同时配合自我由上到下反复按摩腰部以补肾活血，药证相符，治疗得法，所以取得了较好的效果。

补肾壮腰汤

【组成】熟地黄 24 克，山药、山茱萸、当归、丹参、茯苓、白芍、泽泻、川续断、鹿衔草各 12 克，鹿角胶(烊化)、川芎各 10 克，甘草 6 克，大枣 6 枚。

【用法】每日 1 剂，水煎取汁，分早、晚 2 次温服。

【方解】方中熟地黄、山茱萸、山药、泽泻、茯苓取六味地黄汤之意以滋补肾阴，当归、白芍、熟地黄、鹿角胶滋养肝肾精血，配川续断、鹿衔草补益肝肾、强壮筋骨，再以川芎、丹参活血化瘀通络，甘草、大枣补气和中，甘草兼能调和诸药。上药配合，共奏补肝肾、益精血、强筋骨、通经络之功效。

也许您会问，既然是肾虚引起的腰部酸沉不适、疼痛，应当是补肾，为什么还要用川续断、鹿衔草补益肝肾、强壮筋骨，川芎、丹参活血化瘀通络？这是因为腰部酸沉不适、疼痛的出现与肾虚筋骨失养有关，同时"不通则痛""通则不痛"，腰部酸沉不适、疼痛，有血瘀经络不畅，所以配合强壮筋骨和活血化瘀通络，以缓解腰部酸沉不适、疼痛，提高疗效。

👍 调养小妙招

由于肾虚引起的腰部酸沉不适、疼痛常反复发作，缠绵难愈，服用中药汤剂多有不便，通常情况下可以服用中成药、艾灸、按摩以及饮食调养、运动锻炼等进行治疗调养。

1 服用中成药

中成药服用方便，是调治肾虚腰痛最常用的方法，肾虚腰部酸沉疼痛者可选用以下中成药。

青娥丸

【组成】杜仲、补骨脂、核桃仁、大蒜。

【功效主治】补肾强腰。适用于肾虚腰痛，起坐不利，膝软乏力，肾虚型慢性腰肌劳损。

【用法】每次 1 丸（每丸 9 克），每日 2~3 次，温开水送服。

天麻祛风片

【组成】天麻、当归、附片、杜仲、独活、茯苓、川牛膝、生地黄、肉桂、羌活，玄参。

【功效主治】温肾养肝，除湿止痛。适用于肝肾亏损之头昏、头晕，耳鸣，畏寒肢冷，四肢关节疼痛，腰酸膝软，手足麻木，以及肝肾亏虚型腰椎骨质增生等。

【用法】每次 6 片（每片重 0.35 克），每日 3 次，温开水送服。

壮骨消痛液

【组成】枸杞子、淫羊藿、巴戟天、穿山龙、地龙、威灵仙、狗脊、川牛膝、豨莶草、乌梅、鹿角胶、鹿衔草、木瓜、没药、海龙、杜仲。

【功效主治】壮腰益肾，疏风祛湿，活络止痛。适用于肾虚腰痛，风湿骨质增生引起的疼痛等。

【用法】每次 20~30 毫升，每日 3 次，口服。

壮腰健肾丸

【组成】狗脊、金樱子、黑老虎根、桑寄生、鸡血藤、千斤拔、牛大力、菟丝子、女贞子。

【功效主治】壮腰健肾，祛风活络。适用于肾亏腰痛，风湿骨痛，膝软无力，肾虚型慢性腰肌劳损。

【用法】每次 1 丸（每丸 9 克），每日 2~3 次，温开水送服。

壮骨关节丸

【组成】狗脊、淫羊藿、独活、骨碎补、木香、鸡血藤、续断、熟地黄。

【功效主治】补益肝肾，养血活血，舒筋活络，理气止痛。适用于肝肾亏虚、风寒湿痹所致之四肢关节疼痛，肩背、腰腿酸沉拘挛，屈伸不利，沉重难移，手足麻木，以及各种退行性骨关节炎、腰肌劳损出现上述症状者。

【用法】每次 6 克，每日 2 次，温开水送服。

2 艾灸穴位

艾灸穴位治疗调养肾虚腰痛行之有效，当因肾虚出现腰部酸沉不适、疼痛时，不妨选用下面介绍的艾灸方法调理一段时间。

◎**方法一**

取肾俞、腰阳关、大肠俞、命门、腰眼穴。操作时患者取适当的体位，采用艾条温和灸的方法，用艾条依次悬灸肾俞、腰阳关、大肠俞、命门、腰眼穴。通常每次每穴熏灸 5~10 分钟，以穴位局部皮肤发红而无灼痛为度，每日灸治 1 次，7~10 次为 1 个疗程。

◎**方法二**

取肾俞、大肠俞、秩边穴。操作时患者取适当的体位，采用艾条温和灸的

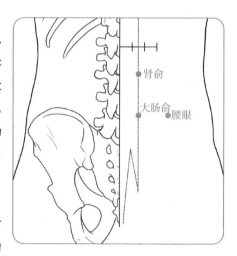

方法，用艾条依次悬灸肾俞、大肠俞、秩边穴。通常每次每穴熏灸 5~10 分钟，以局部皮肤发红而无灼痛为度，每日灸治 1 次，7~10 次为 1 个疗程。

◎**方法三**

取阿是、肾俞、大肠俞穴。操作时患者取适当的体位，采用艾条温和灸的方法，用艾条依次悬灸阿是、肾俞、大肠俞穴。通常每次每穴熏灸 10~15 分钟，以局部皮肤发红而无灼痛为度，每日灸治 1 次，7~10 次为 1 个疗程。

◎**方法四**

取肾俞、大肠俞、腰阳关、阿是穴。操作时患者取适当的体位，采用艾炷隔姜灸的方法，穴位上放 3 毫米厚的姜片，中穿数孔，姜片上放中艾炷，依次灸治肾俞、大肠俞、腰阳关、阿是穴，如患者在施灸过程中觉局部有热痛感，可将姜片连同艾柱向上略略提起，稍停放下再灸，或随即更换艾柱再灸，以局部皮肤潮红湿润而无灼痛为度。通常每次每穴灸 5~7 壮，每日灸治 1 次，7~10 次为 1 个疗程。

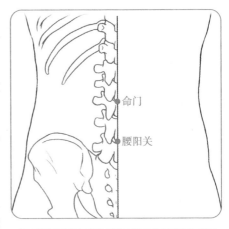

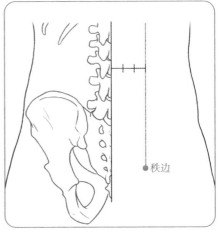

◎**方法五**

取阿是、肾俞、命门、大肠俞穴。操作时患者取适当的体位，采用艾炷隔姜灸的方法，穴位上放 3 毫米厚的姜片，中穿数孔，姜片上放中艾炷，依次灸治阿是、肾俞、命门、大肠俞穴，以局部皮肤潮红湿润而无灼痛为度。通常每次每穴灸 5~7 壮，每日灸治 1 次，7~10 次为 1 个疗程。

3 选用食疗方

为了预防调养肾虚引起的腰部酸沉不适、疼痛，平时可以适当多吃一些枸杞子、山药、黑豆、黑芝麻、桂圆、松子、核桃仁等具有补肾养肾、强壮筋骨作用的食物，同时也可选用猪骨枸杞海带汤、牛膝菟丝猪蹄汤、杞子狗脊炖狗肉、苡仁木瓜炖猪蹄、牛膝杜仲炖牛筋等食疗方进行调养。

猪骨枸杞海带汤

【组成】猪排骨1000克，猪大骨2000克，海带50克，枸杞子30克，葱丝、生姜末、食盐、米醋各适量。

【制法】将猪骨洗净，排骨剁成块，大骨捶破，海带洗净，之后与枸杞子一同放入锅中，加入清水适量，武火煮沸后加入葱丝、生姜末、食盐、米醋，改用文火炖至肉熟汤成即可。

【功效】补肾强筋壮骨。

【用法】每次适量，每日1~2次，食肉饮汤。

牛膝菟丝猪蹄汤

【组成】川牛膝、骨碎补各20克，菟丝子30克，川断15克，猪蹄2只，食盐、黄酒各适量。

【制法】将猪蹄去毛，洗净，剁成块。川牛膝、骨碎补、菟丝子、川断用纱布包好，与猪蹄一同放入锅中，加入清水适量，武火煮沸后，再加入食盐、黄酒，改用文火炖至猪蹄熟烂即成。

【功效】补肾强筋壮骨。

【用法】每日1次，食猪蹄并饮汤。

杞子狗脊炖狗肉

【组成】枸杞子、狗脊、金樱子各15克，狗肉500克，食盐、十三香各适量。

【制法】将狗肉洗净，切块。枸杞子、狗脊、金樱子用纱布包好，与狗肉、十三香一同放入锅中，加入清水适量，文火炖至狗肉熟烂，去药包，用食盐调味即成。

【功效】补肝肾，强筋骨，壮腰膝。

【用法】每日1次，食肉饮汤。

苡仁木瓜炖猪蹄

【组成】薏苡仁、木瓜、伸筋草、千年健各60克，猪蹄2只，食盐少许。

【制法】将猪蹄去毛，洗净，剁成块。诸药用布包好，与猪蹄一同放入锅中，加入清水适量，武火煮沸后，改用文火慢炖，至猪蹄熟烂，去药包，加入食盐调味。

【功效】补肝肾，强筋骨，祛风湿，通经络，止痹痛。

【用法】每日1次，食猪蹄并饮汤。

牛膝杜仲炖牛筋

【组成】牛膝、杜仲、川续断各10克，鸡血藤30克，牛筋100克，调料适量。

【制法】将牛筋泡软，洗净，切成小块，诸药用布包好，之后把牛筋与药包一同放入锅中，加入清水适量，武火煮沸后入调料，改用文火慢炖，至牛筋熟烂汤成即可。

【功效】补益肝肾，祛风通络，强筋壮骨。

【用法】每日1次，食牛筋并饮汤。

4 自我按摩

上面介绍的龚某，在服用中药汤剂的同时，我叮嘱她配合自我按摩腰部，按摩确实是调养肾虚腰痛的好办法。当出现肾虚腰部酸沉不适、疼痛时，可选用下面介绍的方法进行按摩调养。

◎方法一

采取推擦法、捏拿法、揉摩法、搓压法、拍打法以及抖动法相结合的方法进行按摩。此法具有舒筋活血、益肾强筋、通络止痛之功效，能缓解腰部酸痛不适等症状，适宜于腰椎骨质增生、肾虚腰痛、腰肌劳损等引起的腰部疼痛，肾虚腰痛者宜坚持练习之。通常每日早、晚各做1次。

推擦法：两手掌重叠在腰椎正中，以腰俞、腰阳关、命门穴为重点，由上而下推擦30~50次，以局部有发热感为度。

捏拿法：两手分别捏拿、提放腰部肌肉15~20次。

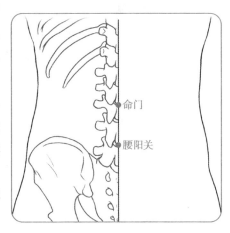

命门

腰阳关

揉摩法：两手掌心揉摩腰椎部 20~30 次。

搓压法：两手握拳，在腰部向四周搓动按压 20~30 次。

拍打法：两手握空拳拍打腰部痛点 15~20 次。

抖动法：两手掌根部按压腰部，快速上下抖动 15~20 次。

◎方法二

采取摩腰肌、理腰筋和叩腰肌三步进行。此法具有补肾强腰、活血通络、舒展筋肉、缓解腰肌痉挛、消除腰肌疲劳等功效，能缓解腰部酸痛不适，是自我保健强腰和按摩治疗调养肾虚引起的腰部酸沉不适、疼痛以及腰肌劳损的好办法。通常每日按摩 2 次，早、晚各做 1 次，只要长期坚持，定能取得好的效果。

摩腰肌：用双手食指、中指和无名指的指面附着于腰椎两侧肌肤上，以肝俞、肾俞、大肠俞、膀胱俞穴附近为重点部位，用腕关节连同前臂作环形的有节律的按摩。按摩时用劲自然，动作缓和协调，每分钟 120 次左右，按摩 2~3分钟。此法可补肾强腰，解痉止痛。

理腰筋：双手叉腰，拇指在后，指面紧压在腰部骶棘肌肌腹上，并沿骶棘肌肌腹行走的方向，用深而均衡持续的压力，自上而下，缓缓移动，顺筋而理，反复 20 次。此法能使筋肉理顺而舒展。

叩腰肌：双手叉腰，拇指在后，拇指指面抵着腰部骶棘肌脊椎缘，然后用力由内向外叩拨，叩拨时可上下移动，反复 50 次。此法可缓解腰肌痉挛，有消除腰肌疲劳的作用。

◎方法三

采取撑腰、揉臀、按命门、揉肾俞、推腰臀腿部、弯腰手捏腿部、推转腰部以及捶腰 8 步进行腰部自我保健按摩。此法具有舒筋通络、益肾强筋、活血止痛之功效，不仅对腰肌劳损、肾虚等引起的腰痛有较好的调治效果，对臀部及下肢疼痛也有一定的治疗作用，并可预防腰腿痛的发生。通常每日早、晚各做 1 次，宜长期坚持。

撑腰：站立位，两脚分开与肩同宽，两手握拳，拳眼贴着腰部，用力上下擦动，下面从骶部开始，往上擦到尽可能高，擦动时速度要比较快，擦数十次，以皮肤发热为度。

揉臀：站立位，两脚分开与肩同宽，用一手掌的大鱼际处贴着同侧臀部，顺时针或逆时针揉动数十次，然后用另一侧手掌揉另一侧臀部。

按命门：站立或坐位，用一手或两手按住命门穴，连续揉动数十次，以有酸沉胀感为度。

揉肾俞：站立或坐位，用一手拇指按住肾俞穴，连续揉动数十次，再用另一只手按于另一侧肾俞穴揉动数十次。

推腰臀腿部：先左弓步站立，用右手按住同侧腰部，用力向下推，经臀一直推到小腿部为止，身体随着向右侧弯；再右弓步站立，用左手按住同侧腰部，用力向下推，经臀一直推到小腿部为止，身体随着向左侧弯。

弯腰手捏腿部：站立位，两腿伸直，慢慢向前弯腰，同时用两手掌和手指捏大小腿前面的肌肉，反复5~10次。

推转腰部：站立位，两脚分开与肩同宽，两手叉腰，拇指在前，先用右手掌推右腰部，推腰向前向左转，然后用左手掌推左腰部，推腰向后向右转，连续推转数十次。也可向相反的方向推转。

捶腰：站立位，两脚分开与肩同宽，两手握空拳，用拳眼轻轻叩击两侧腰部，由下而上连续叩击20~30次，动作幅度可由小到大。

5 练习强腰祛病操

肾虚腰痛以腰部酸沉不适、疼痛为主要表现，除了在工作时注意姿势，时常起身伸展活动一下腰部外，坚持练习强腰祛病操，对预防和调养肾虚腰痛也大有帮助。下面是强腰祛病操的练习方法。

（1）躺在床上，双手抱住右腿，将右膝盖往胸部方向靠近，头往右膝盖靠近，停5秒钟，换另一侧做。重复10次。

（2）躺在床上，双手抱住双腿，将膝盖往胸部方向靠近，头往膝盖靠近，停5秒钟，还原再做。重复5次。

（3）盘坐，身体前倾，上臂往前伸展，直到感觉拉到背部的肌肉，停5秒钟，在回复坐姿前，可先将手肘放在膝盖上，再慢慢将身体撑起。重复5次。

（4）坐姿，两腿弯曲抱在胸前，下巴抵向胸部，再缓缓向后躺，前后滚动，放松。重复5次。

（5）双手按于膝盖上部，跪在地板或床上，往胸部收紧下巴，使背部弓起，停5秒钟，放松。重复10次。

（6）躺在床上，使背部平贴在床面上，两腿靠拢，将膝盖转向右侧，停5秒钟，再将膝盖转向左侧，放松。重复10次。

（7）平躺在床上，以双手支撑腰部，慢慢将腿带过头部，直到感觉拉到腰部为止，放松。重复 5 次。

小贴士

运动锻炼简单易行，好处是显而易见的，运动锻炼是治疗调养肾虚所引起的腰部酸沉不适、疼痛行之有效的办法，为了增强体质，为了远离肾虚腰痛之痛苦，建议您坚持运动锻炼。

中老年人常健忘，补肾健脑是正道

主要表现

中老年人健忘，主要表现为丢三落四、记忆力变差，同时可伴有精神疲惫、气短乏力、腰酸腿软、头晕耳鸣等。

选方用药

六味补肾健脑汤（黄芪、熟地黄、山药、酸枣仁各 15 克，当归、山茱萸、茯苓各 12 克，鹿角胶、肉苁蓉各 10 克，丹皮、泽泻、五味子、远志、石菖蒲各 9 克，甘草各 6 克）。每日 1 剂，水煎取汁，分早、晚 2 次温服。

调养妙招

服用中成药，适当多吃栗子、松子、核桃仁，鸣天鼓（弹后脑勺），节制房事，打太极拳等。

老郭今年 56 岁，平时操心劳累，饮酒较多，自从去年下半年开始，逐渐感到精神疲惫，腰腿酸沉，整天丢三落四，记忆力也变差了，本以为是劳累造成的，到外地休养了 1 个多月，一点起色也没有，后来又服用过健脑灵片、多维元素片（21）等，丢三落四、记忆力差的毛病仍没有改变，实在没招了，经人介绍找到我，想服用中药调理一段时间。仔细询问得知，他几年前丧妻，去年五一再婚，婚后每周 1~2 次性生活，婚后没多久，精神疲惫、腰腿酸沉以及丢三落四、记忆力变差等就逐渐出现了。老郭的情况完全是随着年龄的增长，肾精渐显不足，加之操心劳累、饮酒较多伤肾，同时再婚后性生活频繁进一步伤及肾精，致使肾精亏虚，精亏髓减，脑失所养造成的。

我让老郭节制房事的同时，控制饮酒，保持心情舒畅，保证充足有效的睡眠，工作上适当放松一点，避免过度疲劳，在此基础上给予六味补肾健脑汤，让他每日 1 剂，水煎取汁，分早、晚 2 次温服。就这样服用中药 3 周后，身体轻以前有劲了，腰腿也轻松了。守方加减继续调理 2 个多月，头脑明显清亮了，丢三落四、记忆力差的毛病基本没有了。之后我把中药汤剂变换剂型制成蜜丸，让他每次 9 克，每日 2 次，用温开水送服，以巩固疗效，至今已服用半年有余。

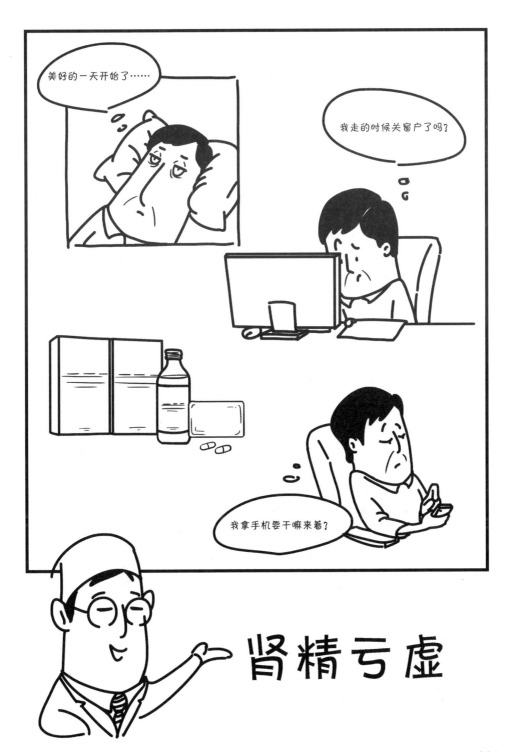

丢三落四、记忆力变差其实就是中医所说的"健忘"。健忘亦称喜忘、善忘，是指脑力衰弱，记忆力减退，遇事善忘的一种病症。《医方集解》补养之剂中提及，"人之精与志，皆藏于肾，肾精不足则肾衰，不能上通于心，故迷惑善忘也"。中老年人随着年龄的增长，肾气渐衰，肾精本来就常不足，加之过度疲劳、精神压力大、性生活无节制、饮酒过多等，致使肾精亏耗，所以肾精亏虚在中老年人中并不少见。

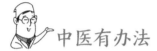 中医有办法

中老年人出现健忘时，首先要考虑肾虚，从补肾健脑上下功夫，采取切实可行的措施，补肾益精，充养脑髓，肾精充足了，脑髓不少了，脑海得养了，健忘的毛病自然就好的，人还会丢三落四、记忆力差吗？

六味补肾健脑汤是我调治中老年人健忘的经验方，大凡中老年人出现健忘，丢三落四、记忆力差，精神疲惫，气短乏力，腰酸腿软，头晕耳鸣等症状者，都可服用。

六味补肾健脑汤

【组成】黄芪、熟地黄、山药、酸枣仁各15克，当归、山茱萸、茯苓各12克，鹿角胶（烊化）、肉苁蓉各10克，丹皮、泽泻、五味子、远志、石菖蒲各9克，甘草各6克。

【用法】每日1剂，水煎取汁，分早、晚2次温服。

【方解】方中熟地黄、山茱萸、丹皮、泽泻、茯苓、山药取六味地黄汤之意以滋补肾阴；黄芪、当归取当归补血汤之意以补气养血；加酸枣仁、五味子养心安神补脑；远志、石菖蒲化痰开窍，引药上行；鹿角胶、肉苁蓉填精益脑；甘草调和诸药。上药合用，具有补气养血、滋阴补肾、填精养脑之功。

小贴士

健忘在中老年人中相当常见，关键在于预防。注意护肾养肾，防止肾虚精亏，不仅是治疗调养中老年人健忘的重要手段，同时也是预防中老年人健忘发生行之有效的方法。

调养小妙招

中老年人健忘者，除服用中药汤剂治疗外，也可服用中成药进行调治，平时还应适当多吃栗子、松子、核桃仁，并可采取鸣天鼓（弹后脑勺）、节制房事、打太极拳等方法进行调养。

1 服用中成药

健忘一旦出现，要想恢复正常较为困难，其治疗调养将是一个漫长的过程，服用中药汤剂多有不便，可选用中成药补脑丸、状元丸、补肾益脑片等进行调治。

补脑丸

【组成】当归、远志、龙骨、天竺黄、柏子仁、肉苁蓉、琥珀、五味子、天麻、益智仁、石菖蒲、胆南星、酸枣仁、枸杞子、核桃仁等。

【功效主治】滋补精血，健脑益智，安神镇惊，化痰醒脑。适用于迷惑健忘，记忆力减退，头晕耳鸣，心烦失眠，心悸不宁等。

【用法】每次 2~3 克，每日 2~3 次，温开水送服。

状元丸

【组成】远志、柏子仁、石菖蒲、莲子肉、桔梗、琥珀、五味子、人参、酸枣仁、熟地黄、生地黄、山茱萸、天冬、麦冬、玄参、黄芪、白术、茯苓、当归、丹参、甘草。

【功效主治】养心滋肾，健脑安神。适用于心肾不足，用脑过度所致的失眠健忘，虚烦多梦，心悸不安，目暗耳鸣，精神疲倦等。

【用法】每次 1 丸（每丸重 9 克），每日 2 次，温开水送服。

补肾益脑片

【组成】鹿茸、红参、茯苓、山药、熟地黄、当归、川芎、补骨脂、牛膝、枸杞子、玄参、麦冬、五味子、酸枣仁、远志等。

【功效主治】补肾益气，养血生精。适用于气血两虚，肾虚精亏，心悸气短，失眠健忘，遗精盗汗，腰腿酸软，耳鸣耳聋等。

【用法】每次 4~6 片（每片 0.33 克），每日 2 次，温开水送服。

2 适当多吃栗子、松子、核桃仁

常吃栗子、松子、核桃仁能治疗调养中老年人头晕、耳鸣、健忘，对预防脑萎缩和老年痴呆也十分有益，所以建议中老年人适当多吃栗子、松子、核桃仁。

栗子

栗子是栗属植物栗子树上的成熟果实，唐代医家孙思邈说栗子是"肾之果也，肾病宜食之"，乃补肾之佳品，栗子也是人们常食的保健食品。中医认为栗子味甘，性温，具有补中益气、健脾养胃、补肾壮腰、健脑益智、活血强筋、消肿止痛、抗衰老等多种功效，适宜于肾虚所致的腰膝酸软、筋骨疼痛、骨质疏松、体倦乏力、未老先衰、头晕健忘、小便频多，以及脾胃虚寒引起的反酸胃痛、慢性腹泻，外伤骨折、瘀血肿痛等。

栗子有"铁杆庄稼""木本粮食"之称，是中老年人理想的保健果品，中老年人经常食用栗子，可达到抗衰老、延年益寿的目的。除将栗子炒熟或蒸熟直接食用外，栗子的食用方法还有很多种，比如用栗子和大米煮粥，常食之，既能增进食欲，又能补肾虚、壮筋骨，老少皆宜，乃常用的滋补养病方法；用栗子焖烧童子鸡，具有滋补肝肾、健脾养胃的功效，适用于中老年人调补肾虚、调理胃肠功能、养颜保健；每次取 10 颗栗子，加猪肾、薏苡仁、大米一同煮粥，每日 1~2 次，温热服食，可用于调养肾虚引起的腰腿酸沉无力、失眠健忘等；取栗子数粒，加水煮熟，放红糖适量，每晚服食 1 次，也是调理身困乏力、四肢酸软、头晕耳鸣、失眠健忘，以及病后体虚者调养行之有效的方法。

老中医说 ▶ 栗子一次不能吃得太多，吃多了容易胀肚，每天只需吃六七颗，坚持下去就能达到滋补效果。同时栗子含糖量较高，糖尿病患者尽量不要吃，饭后吃食栗子还容易导致摄入过多热量，增加肥胖的概率，所以最好在两餐之间把栗子当成零食，或做在饭菜里吃，而不要在饭后大量食用。

松子

松子又名松子仁、海松子、新罗松子，为松科植物红松的种子。中医认为松子味甘，性温，具有补肾健脑、滋阴润肺、滑肠通便等功效，是头晕目眩、失眠健忘、燥咳便秘、关节痛等患者常用的疗效食品。据测定，每100克松子仁中含蛋白质16.7克，脂肪63.5克，糖类9.8克，还含有丰富的钙、磷、铁等。松子中的脂肪成分为亚油酸、亚麻酸等不饱和脂肪酸，有软化血管和防治动脉粥样硬化的作用；松子中含磷较为丰富，对人的大脑神经有益；松子有润肠通便作用，老年人体虚便秘常食松子有较好的治疗效果；同时松子还有降低胆固醇、强健四肢关节等作用。

松子是中老年人的滋补保健佳品，其食用方法较为简单，通常是炒熟后当零食食用，由于松子油脂含量较多，所以不能过量食用，以免适得其反。

核桃仁

核桃仁又名胡桃仁，是胡桃科植物胡桃的成熟果实。中医认为核桃仁味甘，性温，具有补肾固精、温肺定喘、健脑益智、安补助眠、润肠通便、抗衰老等多种功效，不仅是临床常用的补虚类中药，也是人们常用的保健食品，适宜于肺肾两虚之咳喘、肾阳不足之腰膝酸痛、遗精遗尿以及肠燥便秘、健忘、失眠多梦等患者食用。

日本有学者指出，核桃仁的外形很像人脑皮质表面的脑回沟，食核桃仁能调整脑细胞功能，令人聪明，改善睡眠。美国饮食协会建议大家每周最好吃两三次核桃仁，尤其是中老年人和绝经期妇女，因为核桃仁中所含的精氨酸、油酸、抗氧化物质等能保护心脑血管，对预防冠心病、中风、健忘、老年痴呆等大有帮助。我国民间也常用核桃仁配上黑芝麻、桑叶捣泥为丸，以治疗失眠、眩晕、健忘、脱发、便秘等。

核桃仁的食用方法有很多，最简单的是干果嚼食，也可用做糕点馅料、烹调菜点或配合成其他食疗方。

老中医说 核桃仁油脂含量较多，每天以吃2~4个核桃为宜，不能过量，同时吃核桃时应少饮浓茶，不要剥掉核桃仁表面的褐色薄皮，以防止营养流失。

中老年人随着年龄的增长，肾气渐衰，肾精不足，出现健忘是自然规律。在中老年人健忘者当中，有一部分虽经多方调治，仍不能达到改善记忆力、消除遇事善忘的目的。

3 鸣天鼓（弹后脑勺）

唐代医家孙思邈活了 100 多岁，百余岁时仍视听不衰，神采甚茂，是历史上有名的健康长寿老人，在他的养生铭中就明确提到"亥寝鸣天鼓，寅兴嗽玉津"，其中鸣天鼓就是一种行之有效的自我按摩养生手段。什么是天鼓呢？说白了就是我们的后脑勺，所谓鸣天鼓，也叫弹脑，其实就是弹后脑勺。

鸣天鼓时，掩耳和叩击的动作可对后脑勺及耳朵产生刺激，起到调补元气、强本固肾之效，对头晕、健忘、耳鸣等肾虚引起的诸多不适有预防和调养作用，对预防神经衰弱、阿尔茨海默病也有明显的效果。另外，鸣天鼓补益肾气的功效还有利于增强体质、延缓衰老、延年益寿。为了预防和调养中老年人肾虚引发的头晕、健忘、耳鸣等，为了健康长寿，建议经常鸣天鼓。

鸣天鼓的具体操作方法是闭及双目，两手抱后脑勺，手心掩耳，大拇指放于后颈部，其余四指放于后脑部，食指抬起，搭放于中指之上，然后两食指同时用力，从中指上滑下弹击后脑枕骨的凹陷处（风池穴），此时耳中会发出"咚、咚"之犹如鸣鼓的声响，做 24 次或 36 次后双手猛然松开，并猛睁双眼，立时有耳聪目明之感。通常早晨起床前、晚上临睡前在床上盘腿静坐，依法练习，不要讲话，不要分心，每天练习，长期坚持。鸣天鼓动作简单，易学易行，可作为中老年人日常护耳养脑的自我保健养生方法。鸣天鼓时一定要注意叩击动作的轻重，要视自身耳部所能承受的程度而定，不能一味追求力度，否则容易造成耳部不适或意外伤害发生，另外患中耳炎或鼓膜穿孔的人不宜鸣天鼓。

4 节制房事

节制房事是预防肾虚、预防和调养肾虚引起的精神疲惫、气短乏力、健忘、腰酸腿软、头晕耳鸣等诸多不适的可靠手段，为了您健康长寿，请注意护肾养肾，珍惜精气，节戒色欲。

俗话说"饱暖思淫欲"，如果不知节戒色欲，珍惜自己的精气，尽管有很好的营养来调补，有优越的生活条件，也只是金玉其外，败絮其中，是不会健康长寿的。历代帝王的寿命就可以说明这个问题，据说清朝乾隆皇帝之所以长寿，活到 89 岁，全靠御医教他"远房帷，习武备"的缘故。夫妻间的性生活，最好能根据两个人的身心状态，找到适合的规律和方式进行，做到房事有节，切不可房劳过度，以免引发肾虚，出现精神不振、头晕目眩、失眠健忘等。

5 打太极拳

太极拳是我国传统的体育运动项目，它"以意领气，以气运身"，用意念指挥身体的活动，是健身运动中运用广泛的一种方法，也是"幼年练到白头翁"的养生锻炼手段。

太极拳强调放松全身肌肉，心静、用意、身正、收敛、匀速，将意、气、形结合成一体，使人体的精神、气血、脏腑、筋骨均得到濡养和锻炼，能疏通经络、调节气血运行，具有祛病强身的功能，对高血压、神经衰弱、冠心病、糖尿病、慢性支气管炎、慢性阻塞性肺疾病、肺气肿、颈肩腰腿痛、失眠、健忘、便秘等多种慢性病有一定的辅助治疗调养作用，是一种动静结合、刚柔相济的防病治病方法，也是中老年人健忘者自我调养锻炼的运动方法之一。

太极拳广为流传，而且流派众多，各有特点，架式也有新、老之分。目前最为流行的是陈、杨、吴、武、孙五大流派。陈氏太极拳以气势腾挪、刚柔相济、发劲有力见长；杨氏太极拳以舒展大方、匀缓柔和、连绵不绝为特点；吴氏太极拳的特点是柔软匀和、中架紧凑；武氏太极拳以内走五脏、气行于里为主；孙氏太极拳则注重开合有数、精神贯注。另外，国家体委还以杨氏太极拳为基础，编成"简化太极拳"（俗称"太极二十四式"），供人们练习使用。

由于太极拳的书籍已经很多，而且太极拳的流传程度也非常广泛，所以具体的练习方法和步骤在这里不再介绍。

脾肾阳虚五更泻，
用药当选四神丸

主要表现

脾肾阳虚引起的五更泻，主要表现为黎明时分腹部作痛，肠鸣即泻，泻后舒服，大便稀溏或混杂有不消化食物，同时伴有面色㿠白、神疲乏力、畏寒怕冷、腰膝酸软、纳食减少等。

选方用药

加味四神汤（茯苓 18 克，党参 15 克，补骨脂、白术、陈皮、莲子、建曲各 12 克，五味子 10 克，吴茱萸、砂仁、炮姜、肉豆蔻、甘草各 6 克）。每日 1 剂，大枣 6 枚为引，水煎取汁，分早、晚 2 次温服。

调养妙招

服用中成药四神丸、固本益肠片，选择中药芡实、补骨脂，艾灸关元、气海、中脘、命门穴，服食山药及以山药为主要原料制成的食疗方，自我综合调养等。

孟某今年 57 岁，年轻时就肠胃不好，稍微吃饭不注意就拉肚子，因为这个毛病没少吃药，近半年来拉肚子更是较以前明显频繁，检查过大便，也做过结肠镜等，均没有发现明显异常，服了好多中药、西药，效果都不太好。找我就诊时，孟某自述近段时间每于黎明时分就腹部作痛，随即肠鸣泄泻，泻后感觉稍舒服些，觉也睡不好，白天没精神，同时还有身体困乏、畏寒怕冷、腰膝酸软的感觉，饮食也明显减少了。孟某这种情况就是我们常说的"五更泻"，是由于脾肾阳虚，身体虚寒，不能运化水谷造成的。我给他开了加味四神汤，让他每日 1 剂，以大枣 6 枚为引，水煎取汁，分早、晚 2 次温服。如此调治了近 1 个月，畏寒怕冷、腰膝酸软的感觉没有了，饮食增加了，黎明时分腹部作痛、随即肠鸣泄泻的情况明显好转了，身体也轻松了。之后我让他停服中药汤剂，改服中成药四神丸，以巩固疗效。

　　身体虚寒是最常见的一种亚健康状态，除平时比别人更怕冷、一年四季都手脚冰凉，以及经常肠胃不舒服、不敢吃凉的外，身体虚寒还有很多表现形式，比如五更泄泻、胃痛喜暖、鼻流清涕等。在日常生活中有这样一些人，总是黎明时分腹部作痛，肠鸣即泻，泻后则舒服，长此以往，影响睡眠，白天没有精神，同时还常伴有面色㿠白，神疲乏力，畏寒怕冷，腰膝酸软，纳食减少

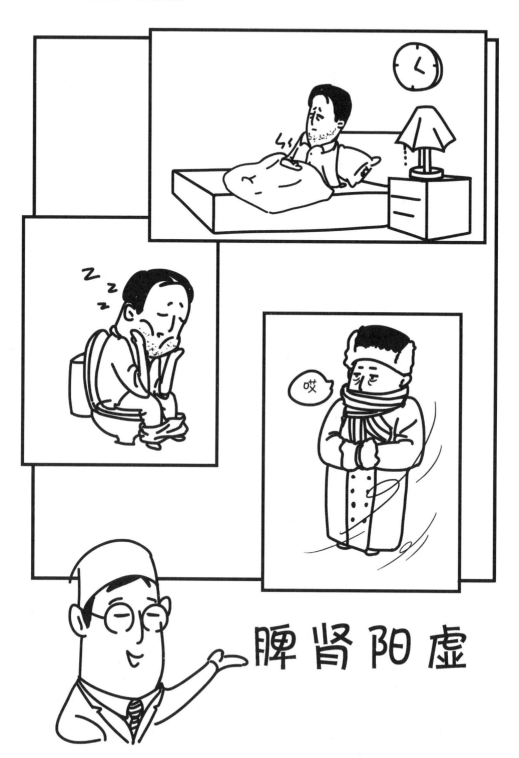

脾肾阳虚

等，其实这就是人们常说的"五更泻"。"五更泻"又称鸡鸣泄、肾泄，中医认为是脾肾阳虚造成的，通俗地说是身体虚寒的缘故。

"脾为五脏之母，肾为一身之根""脾阳根于肾阳"，肾阳虚弱者很容易影响脾阳而出现脾肾阳虚。如果由于久病体弱，损及肾阳，或年老体衰，肾阳不足，命门火衰，不能温煦脾阳，脾阳虚而运化失职，不能正常运化水谷精微，肠道功能随之失常，水谷不化，不可避免地出现腹泻。黎明时分阴寒较盛，阳气未振，故而每于黎明时分腹部作痛，肠鸣即泻，出现"五更泻"；泻后则腑气通利，故泻后舒服；至于畏寒怕冷、腰膝酸软、纳食减少等，也都是脾肾阳虚、身体虚寒的表现。

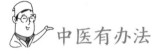 中医有办法

脾肾阳虚五更泻，用药当选四神丸。五更泻的特点是黎明时分腹部作痛，肠鸣即泻，其本质是脾肾阳虚，身体虚寒。"寒则温之""虚则补之"，虚寒应温补，要治疗调养脾肾阳虚引起的五更泻，必须从温肾健脾，补虚祛寒，固涩止泻上下功夫。治疗脾肾阳虚、身体虚寒引起的五更泻，通常选用四神丸。

四神丸

【组成】补骨脂 120 克，五味子 60 克，肉豆蔻 60 克，吴茱萸 30 克。

【制法】将上述药物共研为细末，把生姜 240 克、大枣 100 枚放入锅中，加入清水适量，煮至大枣熟烂后取枣肉，与药末混合后制成药丸，如梧桐子大即成。

【功效主治】温肾健脾，补虚祛寒，涩肠止泻。适用于脾肾阳虚引起的五更泻。

【用法】每次 6~9 克，每日 2 次，空腹或吃饭前用温开水送服。

我治疗脾肾阳虚引起的五更泻，通常用四神丸的基础上演化而来的加味四神汤，其疗效要比四神丸好一些。

加味四神汤

【组成】茯苓 18 克，党参 15 克，补骨脂、白术、陈皮、莲子、建曲各 12 克，五味子 10 克，吴茱萸、砂仁、炮姜、肉豆蔻、甘草各 6 克。

【**用法**】每日 1 剂，以大枣 6 枚为引，水煎取汁，分早、晚 2 次温服。

【**方解**】方中用补骨脂、吴茱萸、肉豆蔻、五味子，取四神丸之意，温肾暖脾，涩肠止泻；加党参、白术、茯苓、甘草益气健脾，与温中暖肠胃的炮姜、吴茱萸配合，补虚祛寒，健运脾土，振奋中阳，中阳振复，升发运转，可使清升浊降，肠胃功能恢复正常；配陈皮、建曲、砂仁理气健脾开胃，莲子补脾固涩，甘草和大枣益气和中、调和诸药。上药合用，脾肾两补，温中寓涩，使肠胃功能协调，腹痛腹泻诸症状自可逐渐好转直至消除。

小贴士

引起腹痛腹泻的原因是复杂多样的，并不是单纯五更泻那么简单，在确立脾肾阳虚引起的五更泻时一定要慎重，尤其是对伴有黏液甚至脓血便的腹痛腹泻者，应当及时到医院找医生诊治，必要时应检查结肠镜等，以免耽误病情。

老中医说 我曾遇一患者，腹痛腹泻已有一段时间，自己总认为是肠胃不好，无大碍，一直没放在心上，症状明显时就吃几天诺氟沙星、盐酸小檗碱，直到大便伴有明显黏液及脓血时，才警觉起来，到医院一查，已经是结肠癌晚期，后悔莫及。

👍 调养小妙招

调治脾肾阳虚引起的五更泻，除服用加味四神汤外，也可选用中成药四神丸、固本益肠片，或选择中药芡实、补骨脂。当然，还可采取艾灸关元、气海、中脘、命门穴，服食山药及以山药为主要原料制成的食疗方，以及采用综合调养等措施进行调养。

1 服用中成药四神丸、固本益肠片

四神丸

【**组成**】肉豆蔻、补骨脂、五味子、吴茱萸、大枣、生姜。

【**功效主治**】温肾健脾，涩肠止泻。用于命门火衰，脾肾虚寒，五更泄泻，

或便溏腹痛，腰酸肢冷等。

【用法用量】每次 1 丸（每粒重 9 克），每日 1~2 次，温开水送服。

【注意事项】忌食生冷、油腻及不易消化之食物。

固本益肠片

【组成】党参、炒白术、补骨脂、山药、黄芪、炮姜、当归、白芍、醋延胡索、煨木香、地榆炭、煨赤石脂、儿茶、炙甘草。

【功效主治】健脾温肾，涩肠止泻。用于脾肾阳虚、身体虚寒所致的泄泻，症见腹痛绵绵，大便清稀，或有黏液及黏液血便，食少腹胀，腰酸乏力，形寒肢冷，以及慢性肠炎见上述症状者。

【用法用量】每次 4 片（每粒重 0.6 克），每日 3 次，温开水送服。

【注意事项】服药期间忌食生冷、辛辣、油腻及不易消化之食物。

2 选择中药芡实、补骨脂

芡实

芡实为睡莲科水生草本植物芡的种子，中医认为其味甘、涩，性平，具有益肾固精、健脾止泻、除湿止带之功效。明代医家缪希雍称芡实为"补脾胃，固精气之药也"。《本草从新》中说芡实"补脾固肾，助气涩精，治梦遗滑精"。芡实是补益脾肾的良药，适用于肾虚不固之遗精、滑精，脾肾两虚之久泻以及妇女带下等。

芡实是药食两用之品，具有较好的滋养强壮作用。经常食用芡实能补肾强肾，增强机体抗病能力，不仅能调养阳痿、遗精、早泄、腹泻、妇女带下等多种慢性病，还能起到抗衰老之功效。用芡实调治脾肾阳虚引起的五更泻，可取芡实 30 克、大米 100 克，煮粥食用；或取芡实 30 克、百合 20 克、大米 100 克，制成芡实百合大米粥食用；也可将芡实研成细粉，每次 2 克，每日 2 次，用温开水送服；取芡实、补骨脂、莲子各 15 克，每日 1 剂，水煎服，其效果更好。

需要指出的是，任何一种食物和药物，只有学会正确使用，才能恰到好处地发挥功效，芡实虽然是暖脾固肾的佳品，但也不能乱用，对正常人或本来就容易唇红、口渴等体质偏热的人来说，就不需要用芡实来暖脾固肾了，此时如果食用芡实来保健，反而会使情况更糟。

补骨脂

补骨脂又叫破故纸，为豆科植物补骨脂的成熟种子，中医认为其味辛、苦，性温，具有补肾助阳、固精缩尿、暖脾止泻、纳气平喘之功效，用于肾阳不足，命门火衰，腰膝冷痛，阳痿，遗精，尿频等。补骨脂能补肾阳以暖脾止泻，故也常用于脾肾阳虚泄泻，常配五味子、肉豆蔻、吴茱萸等同用，方如四神丸。补骨脂能补肾阳而纳气平喘，故还用于肾不纳气之虚喘等。

《神农本草经疏》中说："补骨脂，能暖水脏，阴中生阳，壮火益土之要药也。"补骨脂是温补脾肾的要药，所以很适用于治疗调养脾肾阳虚引起的五更泻。用补骨脂调治脾肾阳虚引起的五更泻，可取单味补骨脂微炒后研末，每次10克，每日2次，用温黄酒送服；或取补骨脂15克，肉豆蔻5克，生姜3片，大枣3枚，每日1剂，水煎服；也可取补骨脂30克，猪腰子1对（洗净切成小块），放入锅中，加入清水适量，大火煮沸后，改用小火再煮1小时，调味后分2~3次食用，隔日1次；另外，还可取补骨脂适量研成细末，用黄酒和米醋各半调成糊状，外敷于神阙穴，用胶布固定，隔日换药1次。当然，用补骨脂治疗脾肾阳虚引起的五更泻，通常是与其他药物配伍组成复方应用，最著名的当数补骨脂配合肉豆蔻、五味子、吴茱萸、大枣、生姜组成的四神丸。

3 艾灸关元、气海、中脘、命门穴

中医认为，温补者，莫过于灸法，灸者，乃艾之火攻，能壮人阳气，益人真阴。这里所说的"灸"就是平时常说的艾灸。脾肾阳虚、身体虚寒引起的五更泻，其本质是脾肾阳虚，虚者补之，可用温补脾肾之法进行调养。那么要灸哪里才能温补脾肾呢？宋代医家窦材在《扁鹊心书》中告诉我们："人于无病时，长灸关元穴、命门穴、气海穴、中脘穴，虽未得长生亦可保百年命矣"。这4个穴位是温补脾肾、扶养正气、延年益寿的要穴。艾灸这四大温补脾肾的穴位，不仅能调养先天之本肾和后天之本脾，以达到调整脏腑功能、提高机体抗病能力、保健养生、抗衰老的功效，也是预防和调养脾肾阳虚引起的五更泻的好办法。

命门穴是人生命力的中心，为元气所宿之处，具有补肾温阳、保健强壮之功效；关元穴是元气出入的"关卡"，具有补肾壮阳、温通经络、理气活血、补虚益损、壮一身之元气等作用，能强壮身体，为保健养生要穴；中脘是胃的募穴，具有健脾和胃、补中益气之功效，是治疗脾胃病的"专家"，大凡脾胃虚弱、胃胀胃痛、食欲不振、嗳气返酸、腹痛腹泻等，均可通过中脘穴来调养。气海穴属于任脉，具有调经固经、益气助阳的功效，适用于治疗调养体弱乏力、腹泻、阳痿、遗精、痛经、闭经等。气海穴是阴中之阳、元气之海，俗语有"气海一穴暖全身"之说，气海穴掌控全身气机，具有强壮身体的功用，也是人们常用的保健穴位，经常艾灸气海穴可调整人体虚弱状态，增强人体免疫力，预防调养多种虚弱性疾病。

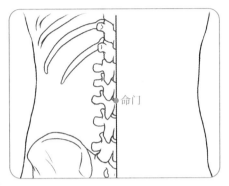

　　艾灸关元、气海、中脘、命门穴，通常是采用艾条温和灸的方法，取艾条一只，将艾条的一端点燃，对准施灸的穴位处，在距皮肤2~3厘米处进行回旋

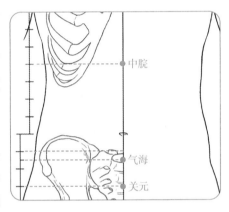

移动熏灸，以施灸部位皮肤有温热舒适的感觉为度。通常每次每穴熏灸10~15分钟，每日熏灸1次，宜长期坚持。艾灸的顺序是先上部、后下部，先背部、后腹部，先头部、后四肢，先阳经、后阴经。就这4个穴位来说，可以先灸腰背部的命门穴，然后再分别灸腹部的中脘穴、气海穴和关元穴。

4 服食山药及以山药为主要原料制成的食疗方

　　山药为薯蓣科植物薯蓣的根茎，是药食两用之品。中医认为山药味甘、性平，归肺、脾、肾经，滋补性强，它色白入肺，味甘补脾，汁液黏滑益肾，可同时作用于肺、脾、肾三脏，能补肺、健脾、固肾。山药具有健脾益气、补养肺肾、固精止带、强健身体等多种功效，为补脾养肺益肾的良药，也是最常用的养生保健食品。对脾肾阳虚引起的五更泻者来说，坚持食用山药能补肾健脾益气，对改善或消除腹痛腹泻等症状，预防其反复发作十分有益。

　　山药补气健脾、益胃、助消化的作用最值得一提，它含有淀粉酶、多酚氧化酶等物质，有利于脾胃的消化吸收功能，是一味平补脾胃的药食两用之品，临床常用于调养脾胃虚弱、食少体倦、泄泻等病症。山药滋肾益精的作用也很显著，所以也常用于调理肾虚以及脾肾两虚引发的遗精、小便频数、腹痛腹泻、妇女白带量多等。山药还有益肺止咳的功效，故也用于调治肺虚咳喘。此外，山药有益气养阴、降低血糖的作用，所以糖尿病患者、阴虚内热者以及口渴多饮者也宜适当多吃山药。

山药的功效多多，经常食用山药可增强体质，预防减少疾病发生，同时山药也是病后康复食补之佳品。山药的烹调也很简单，作为日常养生保健之用，可以将山药刮去外皮，洗净切块，直接放清水里煮着吃，也可做成山药羊肉粥、山药大米粥、枣泥山药糕等食疗方。用于调养脾肾阳虚引起的五更泻，通常是做成山药羊肉粥食用。

山药羊肉粥

【组成】鲜山药 100 克，羊肉 50 克，大枣 10 枚，大米 100 克。

【制法】先将鲜山药洗净去皮，切成小碎块，羊肉洗净切碎，之后把山药、羊肉与淘洗干净的大枣、大米一同放入锅中，加入清水适量，共煮成粥即可。

【功效】温补脾肾、益胃固肠。

【适宜人群】中老年人脾肾不足，表现为消化不良、五更泻、形体消瘦以及畏寒怕冷者。

5 自我综合调养

《黄帝内经》载曰："起居有常，不妄劳作。"良好的生活习惯有助于保持身体各种功能的平衡、协调。脾肾阳虚引起的五更泻常常是积年累月，反反复复，做好自我综合调养，养成良好的生活习惯，科学地安排每一天的生活，才能有助于五更泻的治疗和康复，防止其复发。

生活规律 注意起居调摄，合理安排生活和工作，做到生活有规律，每天按时睡觉，按时起床，按时用餐，养成有节奏、有规律的生活习惯，使生活顺从人体生物钟的节拍，不要因为工作、社交活动、家庭琐事或娱乐破坏正常的作息时间。

注意保暖 脾肾阳虚引起的五更泻者体质虚寒，平时畏寒怕冷，需避免着凉，注意做好防寒保暖工作，根据天气的变化及时增减衣服，尤其要注意腹部及下肢的保暖，晚上睡觉时要用被子盖好腹部。

合理饮食 做到合理饮食，科学进餐，不良的饮食习惯必须纠正。日常饮食以清淡、易消化、少油腻为主，可适当多吃些生姜、大葱等温性的食物，不要吃生冷及偏于寒凉的食物，每天三餐都要定时定量，不要吃得太饱，也不要吃得太少，以七八分饱为宜。

调整心态 脾肾阳虚引起的五更泻者脾胃虚弱，思虑劳倦、生气恼怒等都容易伤及脾土，对调养康复不利，所以生活中要做到乐观、开朗、遇事豁达，注意消除过分的喜悦、愤怒、焦虑、悲伤、恐惧及惊吓等因素，保持良好的心理状态。

加强锻炼 运动锻炼的好处对脾肾阳虚引起的五更泻者来说是显而易见的，要注意加强运动锻炼，如经常散步、慢跑、打太极拳等，以强腰健肾，健脾养胃，增强体质，提高机体抗病能力。

小贴士

脾肾阳虚引起的五更泻者要注意自我调养，保持规律化的生活起居，养成良好的生活习惯，注意防寒保暖，做到合理饮食，不吃生冷及偏于寒凉的食物，加强运动锻炼，保持健康的心态和良好的情绪。

阳虚有寒小便多，温阳补肾不会错

主要表现

肾阳虚引起的夜尿频多，主要表现为夜尿多，频繁起夜，同时伴有腰膝酸沉、怕冷，身困乏力等。

选方用药

补肾缩泉汤（熟地黄、山药、茯苓各 12 克，金樱子、山茱萸、泽泻、丹皮、桑螵蛸、益智仁各 10 克，肉桂 9 克，炮附子、甘草各 6 克）。每日 1 剂，水煎取汁，分早、晚 2 次温服。

调养妙招

选用中药金樱子、桑螵蛸、益智仁，服用缩泉丸，按摩足三里、肺俞、肾俞和中极穴，食用猪腰子、猪膀胱及以其为主要原料制成的食疗方，服食一品山药、金樱鲫鱼汤、芡实粳米粥、山药莲子扁豆粥等。

老万今年 67 岁，退休后在外地与女儿一起生活，我已经几年没见到他了。他退休前身体一向很好，除偶尔感冒外，没患过什么大病，很少吃药打针，可从前年下半年开始，无明显诱因出现小便增多，尤以夜晚明显，开始每晚起夜 2~3 次，逐渐增至为 3~4 次，同时还伴有腰膝酸沉、怕冷，频繁起夜让老万晚上睡不好觉，白天没精打采，查过血糖、肾功能等，都没有发现异常，也吃过不少药，但仍夜尿频多。这样下去总不是个办法啊，实在没招了，他专程回来找我咨询，想让我给他调理一段时间，解除其夜尿频多的烦恼。

针对老万肾虚引起的夜尿频多，我从补肾入手，温补肾阳，补虚祛寒，给他开了中药汤剂补肾缩泉汤，让他每日 1 剂，水煎取汁，分早、晚 2 次温服。连续服用 3 周后，他每晚起夜由原来的 3~4 次逐渐减少为 2~3 次，同时腰膝酸沉、怕冷的感觉也有所减轻。守方继续调治 5 周，每晚起夜保持在 1~2 次，小便基本恢复正常，腰膝酸沉、怕冷的感觉没有了，精神也好了。之后我把上述中药汤剂改变剂型制成蜜丸，让他每次 9 克，每日 2 次，用温开水送服，以巩固疗效。如今他已坚持服用半年，夜尿频多的毛病没有了，身体也较以前壮实了。

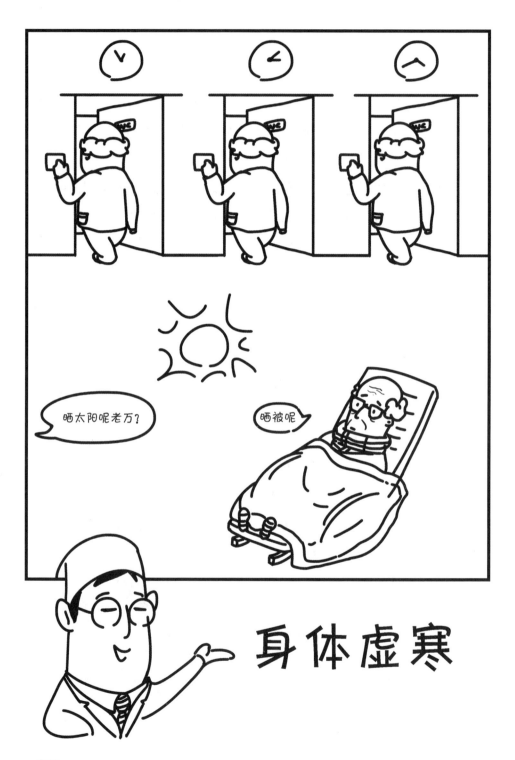

夜尿多，在中老年人中间很常见。中老年人聚在一起唠嗑时，也常会提起各自夜尿频多的情况、由此带来的烦恼以及治疗调养的方法。在临床中，我也经常碰到夜尿频多的中老年人向我诉说夜尿频多带来的诸多烦恼，讨要治疗调养的方法。

前面所说的老万的情况，相当一部分中老年人不同程度地存在，是随着年龄的增长，肾气逐渐虚衰，肾阳不足，阳虚生内寒，致使蒸腾气化功能减退，固摄无权造成的，简单地说就是身体虚寒引起的，通过温补肾阳，补虚祛寒，改善肾之气化和固摄功能，完全能够纠正夜尿频多的毛病。

中老年人以夜尿频多为突出表现，同时伴有腰膝酸沉、怕冷、身困乏力这些症状，就可以判断为肾阳虚引起的夜尿频多，属于阳虚有寒了。中医讲足少阴经属肾络膀胱，足太阳经属膀胱络肾，肾与膀胱通过经脉互为络属，构成表里关系。肾为主水之脏，开窍于二阴，膀胱贮尿排尿，是为水腑，膀胱的贮尿排尿功能取决于肾气的盛衰。肾气充足，阳气不衰，蒸腾气化及固摄功能正常发挥，则尿液能够正常生成，贮于膀胱并有度地排泄。如若肾气亏虚，肾阳虚衰，阳虚有寒，蒸腾气化无力，固摄无权，则可影响膀胱的贮尿排尿，致使膀胱开合失度，关门不利，引起小便清长、频多。由于入夜属阴，阳气更虚，阴寒更盛，所以尿液频多常常在夜间表现得尤为突出，至于腰膝酸沉、怕冷等，也都是肾阳虚身体虚寒的表现。

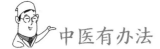 中医有办法

调治中老年人肾阳虚引起的夜尿频多，我常用补肾缩泉汤，绝大多数都能取得满意的疗效。

补肾缩泉汤

【组成】熟地黄、山药、茯苓各 12 克，金樱子、山茱萸、泽泻、丹皮、桑螵蛸、益智仁各 10 克，肉桂 9 克，炮附子、甘草各 6 克。

【用法】每日 1 剂，水煎取汁，分早、晚 2 次温服。

【方解】方中熟地黄、山茱萸、丹皮、泽泻、茯苓、山药取六味地黄汤之意以滋补肾阴，肉桂、附子温补肾阳，两相配合，则能补水中之火，温肾中之阳气，祛身体之虚寒；用山药益气养阴、健脾补肾，益智仁健脾暖肾、固精缩

尿，金樱子、覆盆子、桑螵蛸补肾固精缩尿，甘草调和诸药。全方合用，共达补肾助阳、补虚祛寒、健脾益气、固精缩尿之功效。

小贴士

中老年人夜尿频多十分常见，其发生主要在于随着年龄的增长，肾气渐虚，肾阳不足，身体虚寒，蒸腾气化功能减退，固摄无权，治疗当从补肾入手，通过温补肾阳，补虚祛寒，肾之气化和固摄功能改善了，夜尿频多的毛病自然就好了。

👍 调养小妙招

阳虚有寒小便多，注意调养没有错。中老年人肾阳虚引起的夜尿频多的调治是一个缓慢的过程，在经过服用补肾缩泉汤，小便基本恢复正常，腰膝酸沉、怕冷的感觉消失后，我通常将补肾缩泉汤变换剂型，把上述药物按原方比例一同粉为细末，炼蜜为丸，制成丸剂，每次9克，每日2次，用温开水送服，继续服用一段时间，缓缓收功，巩固疗效。另外，也可服用中成药缩泉丸、选用中药金樱子、桑螵蛸、益智仁进行调治。同时，按摩足三里、肺俞、肾俞和中极穴，食用猪腰子、猪膀胱及以其为主要原料制成的食疗方，服食一品山药、金樱鲫鱼汤、芡实粳米粥、山药莲子扁豆粥等，也都是不错的自我调养方法。

1 选用中药金樱子、桑螵蛸、益智仁

在上面介绍的补肾缩泉汤中，用有金樱子、桑螵蛸、益智仁，金樱子、桑螵蛸、益智仁都是调治肾阳虚、身体虚寒引起的夜尿频多的良药，如果因肾阳虚、身体虚寒而夜尿频多，不妨试一试。

金樱子

金樱子俗名糖罐子、山石榴，为蔷薇科植物金樱子的成熟果实，酸甜可食，并可以熬糖或酿酒。中医认为金樱子味酸、涩，性平，具有补肾固精缩尿、涩肠止泻之功效，适用于肾虚不固引起的遗精、滑精、遗尿、尿频、带下

等。当因肾阳虚而夜尿频多，或为肾虚不固经常遗精而发愁时，不妨取金樱子适量，洗净捣碎后放入锅中煎熬成膏，每次取6克，每日2次，用温开水送服，相信过不了多长时间，就能使小便恢复正常，遗精不再发生，睡上好觉。也可取金樱子20克，水煎去渣取汁，之后把药汁与淘洗干净的100克大米一同放入锅中，再加清水适量，煮成金樱子粥，分早、晚2次温热服食，也有较好的调治夜尿频多、遗精的效果。

桑螵蛸

桑螵蛸为螳螂科昆虫大刀螂、小刀螂或巨斧螳螂的卵鞘，其味甘、咸，性平，具有固精缩尿、补肾助阳之功效，适用于肾虚不能固摄所致的遗精、滑精、遗尿、尿频、白浊以及肾虚阳痿等。用桑螵蛸调治肾阳虚引起的夜尿频多、遗尿以及遗精、滑精，可每次取桑螵蛸15克，水煎取汁，分早、晚2次温服，或将桑螵蛸粉为细末制成蜜丸，每次取6克，每日2次，用米汤送服。临床中治疗肾阳虚引起的夜尿频多、遗精、遗尿等，通常将桑螵蛸与龙骨、远志等配合组成复方应用，著名的方剂如桑螵蛸散。

益智仁

益智仁为姜科多年生草本植物益智的成熟果实，其味辛，性温，归肾、脾经，具有暖肾固精缩尿、温脾止泻摄唾之功效。益智仁能补肾助阳，且性兼收涩，善于固精缩尿，适用于肾气虚寒、遗精滑精、遗尿尿频等。治肾虚遗精，可每次取益智仁15克，水煎取汁，代茶饮用，如果与补骨脂、龙骨、金樱子等药配伍组成中药复方，其效果会更好。调治肾阳虚遗尿或夜尿频多，可每次取益智仁末10克、大米50克、食盐少许，一同煮粥，分早、晚温热服食。用益智仁治疗遗尿、夜尿频多，还可与山药、乌药配合制成丸剂服用，此乃著名的缩泉丸。

2 服用缩泉丸

谈起用中药调治中老年人肾阳虚引起的夜尿频多，不得不说缩泉丸（出自《校注妇人良方》）。缩泉丸是治疗肾虚遗尿、夜尿频多的著名方剂。

<h2 style="text-align:center">缩泉丸</h2>

【组成】乌药、益智仁、山药各等份。

【制法】将上药共研为细末，制成如梧桐子大的丸剂。

【用法】每次9克，每日2次，用米汤送服。

【方解】方中用益智仁温肾纳气，暖脾摄津，固涩缩尿，为主药；乌药温散下焦虚寒，以助膀胱气化，固涩小便，为辅药；更以山药健脾补肾而涩精，为佐使药。三药合用，温而不燥，除下元虚冷，则肾气复而膀胱约束有权，尿频遗尿可愈。

【主治】肾气不足，下元虚冷，膀胱失约。凡以小便频数、自遗或不禁，神疲怯寒，腰膝酸软为主要表现者，均可应用。

3 按摩足三里、肺俞、肾俞和中极穴

除前面介绍的治疗调养方法外，还可采取按摩足三里、肺俞、肾俞和中极穴的方法调养中老年人肾阳虚引起的夜尿频多。

按摩足三里穴能健脾益气，按摩肺俞穴能改善肺之功能，按摩肾俞穴能补益肾气，按摩中极穴能恢复膀胱功能，上述穴位配合，具有较好的调养肾阳虚、身体虚寒引发的夜尿频多的作用。

足三里穴位于髌韧带外侧凹陷（欲称外膝眼）直下3寸，胫骨与腓骨之间，胫骨前嵴外1横指处，是胃经的合穴，具有强壮作用，乃保健要穴。经常按摩足三里穴，能调补"后天之本"脾胃，是养护脾胃的好方法。大凡体质虚弱者，亚健康人群，以及患有各种慢性疾病者，均可通过按摩足三里穴的方法进行调养。按摩足三里穴的方法比较简单，一般每天用大拇指或中指按压足三里穴2次，每次按压5~10分钟，每分钟按压15~20下，两侧穴位可同时按压，每次按压要使足三里穴局部有针刺一样的酸胀、发

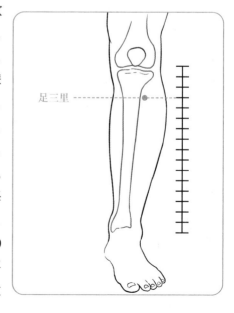

足三里

热的感觉，宜长期按摩，方能取得较好的效果。

肺俞穴是足太阳膀胱经的穴位，位于背部第 3 胸椎棘突下，左右旁开各二指宽处，乃补益肺气之要穴，可用于调治咳嗽、气喘、吐血、骨蒸潮热、盗汗、尿频等。每天早上起床后和晚上临睡前各按揉 5 分钟肺俞穴，能加强肺主气的功能和肺的肃降作用，从而增强对水液的控制，调养体虚感冒、咳嗽、遗尿、尿频等，当有反复感冒、长期慢性咳嗽以及夜晚盗汗、尿频时，也可通过按摩肺俞穴进行调理。

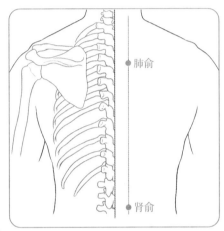

肾俞穴位于背部第 2 腰椎棘突下，左右旁开各二指宽处，乃补肾的要穴，可用于调治阳痿、遗精、遗尿、尿频、月经不调、肾虚腰痛、耳鸣耳聋、水肿等。按揉肾俞具有较好的补肾作用，按揉时患者俯卧于床上，操作者站在一侧，首先在患者腰部双侧从上至下施以揉法，手法由轻到重，以患者感到舒适为度，以舒筋活血、放松腰部肌肉张力，持续 5 分钟左右，然后用按揉法按摩双侧肾俞穴，以强盛正气，补肾养肾，时间约 5 分钟，通常每日早晚各按揉 1 次。肾与膀胱相表里，按揉肾俞穴也有很好的调养遗尿、尿频的效果。

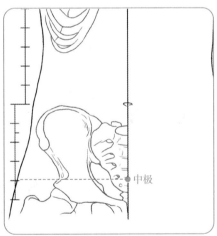

中极穴在肚脐正下方 4 寸处，是膀胱经的募穴，为膀胱之气在胸腹部集中的穴位，直接对应膀胱，可用于调治遗尿、遗精、尿频、阳痿、尿闭、崩漏、月经不调、不孕等，也是调治遗尿、夜尿频多、小便不利的特效穴位。每天用手指按揉两次中极穴，每次 2~3 分钟，晚上临睡前再用艾条灸此穴 5 分钟左右，然后再按揉一会儿，对膀胱功能的恢复有很好的作用。

对中老年人肾阳虚引起的夜尿频多者来说，采取按摩足三里、肺俞、肾俞和中极穴的方法进行调养，常能取得满意的疗效。

4 食用猪腰子、猪膀胱及以其为主要原料制成的食疗方

中医有"以形补形，以脏补脏"的理论，所以人们常吃猪腰子补肾，吃猪膀胱调理膀胱功能，以治疗调养遗精、尿频。

中医认为猪腰子味甘、咸，性平，归肾经，具有补益肾气、改善膀胱功能的作用，适宜于调养肾虚引起的腰部酸沉疼痛、遗精、尿频、小便不利等。猪膀胱味甘、咸，性平，归膀胱经，适宜于调养尿频、遗尿等。对中老年人肾阳虚引起的夜尿频多者来说，经常食用猪腰子和猪膀胱，确实有很好的调养作用，能恢复肾与膀胱的正常功能，改善腰部酸沉、身困乏力以及夜尿频多、小便不利等诸多不适。

猪腰子具有较好的补肾作用，对中老年人肾阳虚引起的夜尿频多，人们常用猪腰子与金樱子、益智仁、山药配合，制成药膳猪腰金樱固肾汤进行调养。

金樱固肾汤

【组成】金樱子 15 克，益智仁 12 克，山药 60 克，猪腰子 50 克，生姜丝、葱花、食盐各适量。

【制法】将猪腰子切开，剔去筋膜臊腺，洗净，切成花块状，之后与洗净的金樱子、益智仁一同放入砂锅中，加入清水适量，武火煮沸后，再放入洗净切成小块状的山药，改用文火慢炖，待猪腰子熟烂，再放入生姜丝、葱花、食盐，稍煮片刻调味。

【用法】食猪腰子、山药并饮汤。

老中医说 猪腰子还有较好的调理肾虚引起的慢性腰腿痛的作用，对于肾虚引起的慢性腰腿疼痛，人们常用猪腰子与杜仲、补骨脂配伍，制成药膳杜仲猪腰补肾汤，效果不错。

"腰子"一直是男性钟情的壮阳之宝，这种食物在吃啥补啥的想法之下，变得火热起来。有的人为了补肾调治腰腿疼痛，有的人为了使性功能强健预防阳痿、遗精、早泄，有的人为了生健康的宝宝，常常是餐桌上不离猪腰子，炖汤、爆炒、作粥等各种烹饪方式变着花样吃。其实事物都有两面性，再好的东西也要适量，"腰子"吃多了同样适得其反。猪腰子不仅含有较多的胆固醇，同时含镉量也较高，人摄入过多的胆固醇，天长日久会导致高脂血症、高血压、冠心病等，而人摄入过多的镉会对肾脏、肝脏和生殖功能造成危害，不

仅容易引起精子的数目减少，对染色体造成伤害，而且受精卵着床也会受到影响，影响受孕，因此食用猪腰子一定要注意适量，建议每周吃一两次，而且每次食用量不要超过 50 克。

根据吃啥补啥的说法，人们常吃猪膀胱加强膀胱的固摄作用以调治遗尿和肾虚尿频，方法简单有效。具体做法是用鲜猪膀胱，每天 2~4 个，用清水洗净后水煮，不放盐（由于咸味能泄下，如果加盐调味则固摄作用减弱，所以不要放盐），煮熟后分 2 次吃肉喝汤，早晚各服食 1~2 个猪膀胱，喝一半汤，连续服食 3 天为 1 个疗程。当有遗尿或因肾阳虚小便频多时，不妨连吃几天试一试。对中老年人肾阳虚夜尿频多者来说，若将食用猪膀胱与猪腰子相结合，其效果会更好。

5 服食一品山药、金樱鲫鱼汤、芡实粳米粥、山药莲子扁豆粥

中老年人肾阳虚夜尿频多者，不仅可通过食用猪腰子、猪膀胱及其制成的食疗方调理，也可选用具有健脾补肾、补虚祛寒、固精缩尿作用的食疗方一品山药、金樱鲫鱼汤、芡实粳米粥、山药莲子扁豆粥等进行调养。

一品山药

【组成】生山药 500 克，面粉 150 克，白糖 100 克，核桃仁、什锦果脯、蜂蜜各适量。

【制法】将生山药洗净、蒸熟、去皮，放入小搪瓷盆中，加入面粉，揉成面团，再放在盘中按成圆饼状，上置核桃仁、什锦果脯，放入蒸锅中蒸 20 分钟，出锅后在圆饼上浇一层蜂蜜即成。

【用法】每日 1 次，当早点或夜宵食用。

金樱鲫鱼汤

【组成】金樱子 50 克，鲫鱼 250 克，香油、食盐各适量。

【制法】将鲫鱼去鳞、腮和内脏，洗净，之后与金樱子一同放入煲汤锅中，加入适量清水煲汤，待鱼熟汤成时，用香油、食盐调味即可。

【用法】每日 1~2 次，食鱼并饮汤。

芡实大米粥

【组成】芡实 50 克，大米 100 克，白糖适量。

【制法】把芡实、大米分别淘洗干净，一同放入砂锅中，加入清水适量煮粥，待米熟粥成，加入白糖溶化调匀即可。

【用法】每日 1 剂，分早、晚 2 次温热服食。

山药莲子扁豆粥

【组成】山药、莲子、扁豆各 15 克，粳米 50 克。

【制法】将山药、莲子、扁豆分别洗净捣碎，之后与淘洗干净的粳米一同放入砂锅中，加入清水适量，文火煮粥。

【用法】每日 1 剂，晚餐温热服食。

小贴士

中老年人常常多种疾病缠身，引起夜尿频多的原因是复杂多样的，并不仅仅是肾阳虚、身体虚寒那么简单，比如糖尿病就容易出现夜尿频多，此时单纯温阳补肾、补虚祛寒就很难取得满意的疗效，只有控制好血糖才能消除夜尿频多。当出现夜尿频多时，一定要慎重，切不可盲目下肾阳虚、身体虚寒的结论而去温阳补肾、补虚祛寒，应及时找医生就诊，确立恰当的治疗调养方法。